MEINUNGEN VON PATIENTEN

„Jeder der unter Skoliose leidet muss das Buch unbedingt lesen. Es befasst sich ausführlich mit der Verbindung zwischen Geist und Körper. Es hat mein Leben verändert."

— *Christopher K.*

„Wenn Sie unter Skoliose leiden oder einfach nur gesund leben möchten, sollten Sie es ausprobieren!"

— *Julia P*

„Ich empfehle das Buch und die Übungs-DVD wärmstens allen, die unter Skoliose leiden!"

— *Lisa*

„Das Buch umfasst alles, von der Ernährung und dem Stretching bis zu den Übungen zur Skoliosebehandlung und –vorbeugung."

— *C. Burton*

„ Dr. Kevin Lau hat wundervolle Arbeit geleistet, indem er die Geschichten über Skoliose und deren Ursache von den eigentlichen Fakten trennt. Und ebenfalls auch die modernen Behandlungsarten und die Mängel erklärt..."

— *Mariey*

„Die Essensideen, die Dehnungs- und Kernübungen sind brillant. Ich habe erst gestern mit den Dehnungsübungen angefangen und konnte nicht glauben welchen Unterschied diese für mich machten…"

— *Chris*

„Dank dem Buch verstehe ich Skoliose nun viel besser… Dass Ernährung auch zur Heilung von Skoliose beitragen kann, hat mir die Augen geöffnet und nun achte ich viel mehr darauf, was ich täglich zu mir nehme…"

— *Angela N.*

„Das Buch ist äußerst aufschlussreich und bietet tolle Tipps, um einige der Symptome zu lindern. Es sind erst einige Wochen vergangen doch der Fortschritt ist bereits deutlich sichtbar!"

— *Alisha C.*

„Seit drei Jahren leide ich bereits unter Rückenschmerzen und habe mittlerweile mehrere Spezialisten besucht und mich sogar einigen nicht-invasiven Verfahren unterzogen, doch ich litt immer noch unter Schmerzen. Mit den Übungen fing ich erst vor einigen Wochen an und fühle mich bereits besser…"

— *Norman*

Ihr Arbeitsbuch ZUR NATÜRLICHEN SKOLIOSE-

Behandlung

**IHR UNVERZICHTBARER BEGLEITER
FÜR EINE GERADE UND STARKE
WIRBELSÄULE IN NUR 12 WOCHEN**

Von

DR. KEVIN LAU

Dr Kevin Lau
302 Orchard Road #06-03,
Tong Building (Rolex Centre),
Singapore 238862.

Für mehr Informationen über die Begleit-Übungs-DVD, Hörbuch und die ScolioTrack App für das iPhone besuchen Sie:

www.HIYH.info
www.ScolioTrack.com

Gedruckt in den Vereinigten Staaten von Amerika

ISBN: 978-981-07-7341-0

HAFTUNGSAUSSCHLUSS

Die in diesem Buch enthaltene Information dient nur zu informativen Zwecken. Es ist nicht für die Diagnose oder die Behandlung einer Krankheit bestimmt und kein Ersatz für einen geeignetenmedizinischen Rat, Eingriff oder Behandlung. Jedwede Konsequenzen, die aus der Anwendung dieser Informationen resultieren, liegen in der alleinigen Verantwortung des Lesers. Weder die Autoren noch die Herausgeber können für mutmaßliche Schäden, die durch die Anwendung der Informationen dieses Buches verursacht wurden, haftbar gemacht werden. Individuen, die eine bekannte oder vermutete Krankheit haben, wird empfohlen, den Rat eines Mediziners einzuholen, bevor irgendeiner der Abschnitte in diesem Buch umgesetzt wird.

INHALTSVERZEICHNIS

TEIL 1 - ERSTELLEN SIE IHR SKOLIOSE-PROGRAMM

TEIL 2 – IHR SKOLIOSE-ERFOLGSTAGEBUCH TAG FÜR TAG

SOSORT

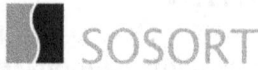

INTERNATIONALE GESELLSCHAFT FÜR ORTHOPÄDIE UND REHABILITATION DER SKOLIOSE

In Anerkennung für seine Verdienste um die Pflege und die konservative Behandlung von Skoliose wird,

Kevin LAU, DC,
Singapur, Singapore

hiermit zum
Assoziierten Mitglied von SOSORT im Jahr 2012 gewählt

Dr. med. Stefano Negrini,
Italien, Präsident

Dr. Patrick Knott,
Arzt-Assistent Generalsekretär

ACA Amerikanischen Vereinigung der Chiropraktiker

DIE AMERICAN CHIROPRACTIC ASSOCIATION FREUT SICH ALS MITGLIED BEGRÜßEN ZU DÜRFEN

Kevin Lau, D.C.

HIERMIT WIRD BESTÄTIGT, DASS DER GENANNTE CHIROPRAKTIKER EIN MITGLIED DER AMERICAN CHIROPRACTIC ASSOCIATION IST. DIE ACA SETZT SICH FÜR PATIENTENRECHTE UND PATIENTENENTSCHÄDIGUNG EIN. DER CHIROPRAKTIKER GELOBT, DIE ETHISCHEN KONVENTIONEN VON ACA ZU BEFOLGEN, WONACH DAS HÖCHSTE ZIEL DER CHIROPRAKTISCHEN PROFESSION DAS WOHL DES PATIENTEN IST.

Keith S. Overland, DC
President

April 17, 2012
Date

ACAS ZIEL
Führend in der medizinischen Versorgung zu sein und der chiropraktischen Profession und ihrem natürlichen Ansatz für Gesundheit und Wohlergehen eine positive Vision zu bieten
ACAS MISSION
Die chiropraktische Profession und die Dienste von Chiropraktikern zum Wohle der Patienten, denen sie dienen, zu bewahren, zu verbessern und zu fördern
ACAS VISION
Den Fokus der medizinischen Versorgung von der Krankheit auf das Wohlergehen hin zu verlagern

---

Dr. Kevin Lau ist ein Doktor der Chiropraktik von der RMIT Universität in Melbourne (Australien) und hat einen Master-Abschluss in Holistischer Ernährung von der Clayton Universität für Natürliche Gesundheit in den Vereinigten Staaten. Er ist Mitglied der International Society On Scoliosis Orthopaedic and Rehabilitation Treatment (SOSORT, dt. etwa Internationale Gesellschaft für die orthopädische Behandlung und Rehabilitation bei Skoliose) und der amerikanischen Vereinigung der Chiropraktiker (ACA), der größten beruflichen Vereinigung in den Vereinigten Staaten.

Widmung

Dieses Buch ist meiner liebevollen Familie, meinen wahren Freunden und meinen Patienten gewidmet, deren Liebe, Unterstützung und Inspiration mir geholfen haben, ein besseres Verständnis für die Arten der Wirbelsäulenbehandlung zu entwickeln und mir außerdem auch geholfen haben die bahnbrechenden Entdeckungen, die heutzutage gemacht werden, zu verstehen.

Zusätzliche Danksagungen

Ich möchte mich außerdem bei den Doktoren, Wissenschaftlern, klinischen Technikern, Patienten und Menschen bedanken, die zu diesem Buch beigetragen haben, sei es mit Informationen, die sie mir weitergegeben haben oder mit ihren inspirierenden Geschichten über Mut und Erfolg.

TEIL 1 Erstellen Sie Ihr Skoliose-Programm

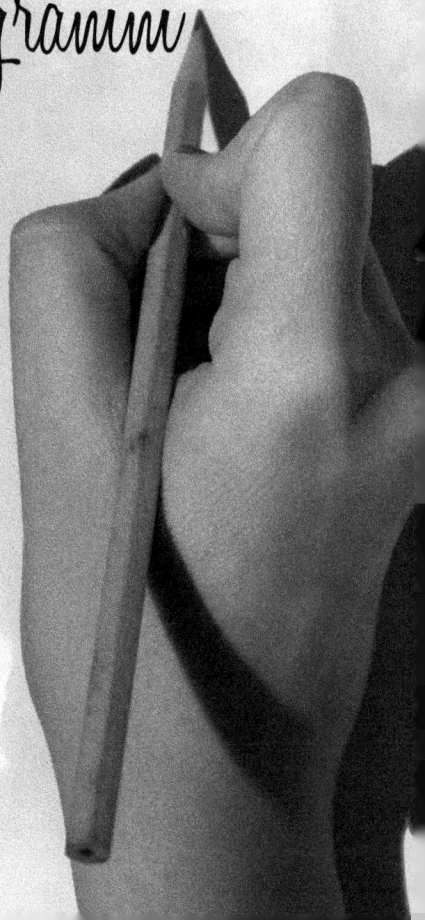

Kapitel 1

Einführung

Sarah war ein lebhaftes junges Mädchen, das 2007 dreizehn Jahre alt wurde. Ihr Wachstum und ihre Entwicklung waren immer großartig gewesen und im Alter von 13 Jahren schaffte sie es sogar ihre Mutter zu überwachsen, die 160 cm groß war.

Sarah trieb Sport und hatte eine ziemlich dynamische Routine als sich langsam milde Rückenschmerzen bemerkbar machten. Da sie und ihre Eltern der Meinung waren, die Schmerzen kommen vom Sport, widmeten sie ihnen keine besondere Aufmerksamkeit. Außer gelegentlicher Müdigkeit, entwickelten sich bei Sarah keine erkennbaren Symptome oder Zeichen.

Dies wäre so auch weitergegangen, hätte Sarahs Mutter nicht etwas Ungewöhnliches bemerkt während sich Sarah eines Tages umzog. Sie bemerkte eine sichtbare Asymmetrie in ihrem Rückenbereich und da Sarahs Großmutter bereits dieselben Symptome hatte, erkannte ihre Mutter problemlos, dass ihre kleine Tochter unter Skoliose litt.

Leider entwickelt sich Skoliose sehr langsam und wenn man sie entdeckt, ist die Krankheit meisten bereits in einem sehr fortgeschrittenen

Stadium.

Doch zum Glück fragte Sarahs fürsorgliche Mutter rechtzeitig um Hilfe. Ich kann mich immer noch daran erinnern wie aufgeregt sie war als sie mich in meiner Klinik kontaktierte.

Ich habe Sarah vorgeschlagen einige Übungen zu machen und ihr erklärt, dass sie, sollten sich die Symptome nicht zurückziehen, operiert werden müsste.

Sarahs Eltern waren sehr besorgt über die Zukunft und die allgemeine Gesundheit ihrer Tochter. Sie teilten mit mir alle ihre Fragen und Zweifel und es sind dieselben Fragen, die auch viele von Ihnen während der Behandlung von Skoliose haben.

- Wird sie jemals wieder fühlen können?
- Wann wird sie diese peinliche und unkomfortable Orthese los?
- Wird sie jemals ein normales Leben führen können?
- Gibt es auch anderen Lösungen außer einer Operation¨?

Alle diese Fragen haben Sie beunruhigt, doch es gibt Hoffnung. Die Antwort auf alle diesen Fragen lautet JA mit einem GROSSEN WENN!!!

Doch bevor wir uns mit dem „Wenn" der Skoliosebehandlung beschäftigen, hier zuerst eine Checkliste um zu prüfen wo Sie sich zurzeit befinden.

Skoliose kann zwar asymptomatisch sein (nur subklinisch), doch die Krankheit kann auch folgende Merkmale besitzen:

- Moderate bis starke Rückenschmerzen, die oftmals behindernd sind und die Lebensqualität beeinträchtigen.
- Klassische und erkennbare körperliche Entstellungen, die Ihr Selbstbewusstsein, Ihre Selbstsicherheit und Präsentation beeinträchtigen.

- Psychologische und emotionale Störungen, die durch Skoliose entstehen, reichen von leichten Stimmungsschwankungen sogar bis zu tiefen Depressionen.

- Die Beeinträchtigung des Nervensystems durch starke Nervenbeschädigung als Ergebnis der Degenerierung der Bandscheiben.

Sie könnten die Symptome bereits spüren und an alle, die dies noch nicht tun; hier ist die schlechte Nachricht!

Skoliose kann sich zu jedem Zeitpunkt Ihres Lebens entwickeln!

Dies ist erschreckend nicht wahr? Von hier an haben Sie drei Möglichkeiten!

- Tun Sie nichts und leben Sie immer mit der Angst an Skoliose zu erkranken und mit diesen Symptomen leben zu müssen.

- Erlernen Sie medizinische oder interventive Therapie, wie zum Beispiel eine Orthese und warten Sie nur auf den Zeitpunkt, wenn Ihnen diese nützlich wird.

- Entscheiden Sie sich für chirurgische Therapie und kämpfen Sie mit all den Komplikationen, die mit Operationen verbunden sind.

Einen Moment mal, anstatt darauf zu warten, dass medizinische und chirurgische Verfahren eingeleitet werden müssen, wäre es nicht besser Ihr Leben in die Hand zu nehmen und an Ihrem Körper zu arbeiten.

Als Ernährungswissenschaftler, Chiropraktiker und überzeugter Anhänger der holistischen Behandlungsmethoden, rate ich Ihnen Ihrem Körper eine Chance zu geben und ihm dabei behilflich zu sein Skoliose zu bekämpfen.

Ich weiß, dass sich viele Menschen nicht trauen zu alternativer Medizin zu greifen, bei so angsteinflößenden Krankheiten wie SKOLIOSE; doch ich versichere Ihnen, dass Ihr Körper dieses unglaubliche Potential hat und wenn Sie sich die Zeit nehmen meine Bücher zu Skoliose durchzulesen, werden Sie feststellen, dass die Entwicklung von Skoliose auf dem Versagen Ihres Immunsystems beruht, das durch den Stress und die Belastung, die Ihr Körper täglich bewältigen muss verursacht wird und zwar wegen Ihrer Nachlässigkeit und dem ungesunden Lebensstil.

In diesem Arbeitsbuch werde ich von vorne anfangen. Unabhängig davon, wo Sie sich bezüglich Ernährung und physischer Stabilität gerade befinden; WENN Sie den Richtlinien in diesem Arbeitsbuch folgen, werden Sie Glück, Wohlbefinden und Reichtum erlangen. Dies betrifft nicht nur Skoliose, sondern auch alle Bereiche Ihres Lebens.

Was müsste ich tun?

Um die Orthese abzulegen, ein angenehmes Leben frei von Schmerzen und Leid zu führen, müssen Sie nicht hunderte Euro bezahlen. Sie müssen auch nicht abnehmen oder andere Mühen auf sich nehmen. Klingt beinahe schon zu gut um wahr zu sein oder?

Doch so ist es tatsächlich – wir nennen es die holistische oder natürliche Lebensart.

Ein Überblick der Paleo-Diät für Skoliose

Ernährung oder Diät ist die wichtigste und wesentlichste Kraft, die Ihren Körper zusammen hält. Ich erwarte von Ihnen nicht, dass Sie Geld an Medikamente, Arzneimittel oder Supplemente verschwenden und das liegt daran, dass natürliche Ernährung Ihren Körper mit allem, was er braucht, versorgt ganz ohne zusätzliche Supplemente.

Die Paleo-Diät ist meines Erachtens nach die Lösung zu allen Ihren Problemen (nicht nur Skoliose). Die heutige Anzahl von Krankheiten und Stoffwechselstörungen weist daraufhin, dass der alte Höhlenmensch weitaus gesünder und nutritiv betrachtet reicher war als wir es heutzutage sind; unabhängig davon, dass wir wissenschaftlich viel fortgeschrittener sind und auch mehr über Krankheiten wissen, leben wir ein ungesundes und gefährdetes Leben.

Nach all dem, muss man erwähnen, dass Forschungsergebnissen nach Skoliose teilweise genetischer Herkunft ist. Ihre Gene machen Sie zu dem was Sie sind, einzigartig. Dies deutet daraufhin, dass wir manchmal Nährstoffe zu uns nehmen, die nicht gut für unseren Körper oder unsere Gene sind (zum Beispiel: jedes Mal wenn Sie ein neues Gericht kosten, fordern Sie Ihren Körper metabolisch heraus). Sie können sich bereits vorstellen wie weit wir uns von unseren Wurzeln und der ursprünglichen Form der Ernährung entfernt haben.

Fast Food, ungesundes Essen, verarbeitete und veredelte Nahrungsmittel gehören nicht zu unserer natürlichen und ursprünglichen Form der Ernährung. Wenn Sie sich jedoch trotzdem dazu entscheiden diese zu sich zu nehmen, müssen Sie mental und physisch auf metabolische Veränderung vorbereitet sein. Wir alle haben verschiedene Leistungsfähigkeiten um uns an ökologische und metabolische Veränderungen anzupassen; zum Beispiel leiden nicht alle Menschen an Reisekrankheit und auch nicht jeder wird unter Durchfall leiden nachdem er etwas Schlechtes gegessen hat.

Wenn Sie sich an die Paleo-Diät halten, werden Sie mit Ihren Genen effektiv zusammenarbeiten und es wird Ihnen helfen Ihr nutritives sowohl als auch biochemisches Gleichgewicht aufzustellen aber auch aufrechtzuhalten. Die Paleo-Diät unterstützt Ihre Muskel, Ihre gesunden Knochen und das optimale Immunsystem. Letztendlich werden Sie feststellen es handelt sich dabei nicht nur um eine Diät, sondern um einen Lebensstil, der langsam und Schritt für Schritt Ihre körperliche und mentale Gesundheit wiederherstellen wird.

Ein Überblick der korrigierenden Übungen für Skoliose

Im dritten Teil meines ersten Buches, habe ich Dehnübungen zur Ausbalancierung des Körpers, Kernstabilitätsübungen sowie auch Übungen zur Körperhaltung vorgestellt. Ich rate Ihnen mit diesen Übungen anzufangen. Dies kann äußerst vorteilhaft sein, wenn Sie sich streng an das Regime halten.

Einige der Vorteile, die meine Patienten berichteten:

- Verbesserung der Wirbelsäulenkrümmung und enorme Besserung der Systemfunktion des Körpers.

- Unerschöpfliche Energievorräte, die Ihnen helfen physisch, mental und psychologisch aktiv zu bleiben.

- Verbesserung der allgemeinen Gesundheit.

- Stetige Besserung der Symptome.

- Sie fühlen die ungeheure und unschlagbare Energie, die Sie den ganzen Tag lang versorgt und die Degeneration anderer Teile Ihres Körpers mindert.

Es gibt eine wichtige Sache bei Skoliose, die viele Menschen ignorieren. Skoliose entsteht deshalb, weil Ihr Körper nicht mit dem Prozess des Alterns mithalten kann, schlechtes Umweltbewusstsein und physische Beschädigungen sind Teile des Alltags. Sind sie sich dessen bewusst, dass ständiger Druck und Belastung auf Ihre Wirbelsäule die immunologisch vermittelte Schädigung deutlich erhöhen kann?

Ja, das tut es tatsächlich – doch die gute Nachricht ist, dass Sie alle diese Leiden mit dem richtigen Training und körperlichen Aktivitäten bewältigen können.

Warum ist dieses Tagebuch wichtig für meine Heilung?

Ich möchte betonen, dass es äußerst wichtig ist ein Tagebuch zu führen, wenn man an einem holistischen Gesundheitsprogramm beteiligt ist:

- Anders als medizinische und chirurgische Vorgehensweisen ist die holistische Methode ein Lebensstil, den Sie in Ihr Leben miteinbauen müssen. Sie werden nicht die Gelegenheit haben immer einen Praktiker aufzusuchen und Sie werden die Resultate nicht bereits am nächsten Tag erkennen, doch ich versichere Ihnen, dass wenn Sie ein Tagebuch führen, Sie Fortschritte erkennen werden.

- Finden Sie es nicht interessant, dass, sobald Sie anfangen Muskelprobleme oder Schmerzen mit verschiedenen Medikamenten zu behandeln, die Krankheit auf Ihre Knochen, Nieren und Leber übergeht?

Dies wollen Sie Ihrem Körper mit Sicherheit nicht antun. Es ist als würden Sie die Krankheit von einem Bereich auf alle anderen übertragen, doch sobald Sie damit anfangen den Übungen in diesem Buch zu folgen, werden Sie feststellen, dass selbst kleine Veränderungen in Ihrer Ernährung und körperlichen Aktivitäten Ihre Gesundheit wesentlich verbessern kann.

Ich bin mir sicher, dass sich viele von Ihnen, die unter ständigen Schmerzen und Unbehagen leiden, oft fragen: warum gerade ICH?

Die Antwort ist ziemlich einfach und Sie werden dies auch erkennen, indem Sie diesem Arbeitsbuch folgen. In unserem Körper besitzen wir einige Triggerpunkte (Ich werden Ihnen in diesem Arbeitsbuch beibringen wie Sie die Triggerpunkte markieren können).

Diese Trigger-Punkte senden bei Stimulierung Schmerzsignale in verschiedene Teile unseres Körpers, je nach Verteilung der Schmerzrezeptoren. Wenn Sie nicht die Kontrolle über Ihren Körper übernehmen und diese offene Stimulation nicht gestoppt wird, dann werden Ihre Muskeln mit der Zeit schwächer werden und die Fähigkeit Ihren Körper zu stützen verlieren. Der ständige und fortwährende Entzündungsprozess kann Ihrem Körper die Flexibilität und die Kraft entziehen, sodass Ihr Nerven- und Muskel-Knochensystem immer mehr beschädigt wird.

Ich möchte, dass Sie die Kraft der holistischen Pflege spüren und ein gesünderes Leben führen. Um Ihnen beim Lernen zu helfen, habe ich auch eine zugehörige Übungs-DVD erstellt, die Ihnen mit visueller Demonstrierung behilflich sein wird. Mit diesem Arbeitsbuch können Sie Ihren Fortschritt genau dokumentieren, somit die Erfolgsrate Ihrer Therapie erhöhen und auch das Interesse am Programm anspornen, indem es Ihnen als ständige Quelle der Motivation dient.

Kapitel 2

Anleitung

Tipps für den Gebrauch des Arbeitsbuchs

Viele Menschen sind der Meinung, dass Sie über ausgeglichene Ernährung und Arten von Nährstoffen, die gesund für den Körper sind, ausreichend informiert sind; doch dies sind sie ganz und gar nicht. Mein Ziel ist es Sie in Richtung Ihres eigentlichen Metabolic Type® zu lenken, sodass Sie Ihrem Körper genau das geben können, was er verlangt (und nicht das, was Sie bedürfen).

Dieses Arbeitsbuch wird Ihnen helfen Ihre täglichen Einnahmen genau zu dokumentieren und 24 Wochen lang zu trainieren. Warum gerade 24 Wochen? Weil eben dieser Zeitraum ausreicht um:

- Ihre Gene zu reprogrammieren.

- zu lernen, was Ihr Körper braucht.

- Ihr Körpersystem und Ihre Verdauung wieder in Schwung zu bringen.

- Ihren Körper zu entgiften um alle Toxine und Entzündungsmediatoren, die Ihr Gleichgewicht auseinander bringen, zu eliminieren.

- Kontrolle über Ihre Hormone zu übernehmen.

Ich bin mir sicher, dass wenn Sie Ihre Kommentare aufzeichnen und sich an die Paleo-Diät halten, Sie innerhalb nur weniger Wochen Ihren Metabolic Type® erkennen werden. Ähnlich wie bei Ernährung sind auch nicht alle Übungen für jede Person geeignet, deshalb ist wichtig zu wissen wo Ihre natürlichen Stärken liegen und wie Sie mit Ihren Muskeln zusammenarbeiten können (anstatt gegen die natürliche Stellung zu arbeiten), denn dies wird Ihnen helfen Skoliose und anderen degenerativen Krankheiten vorzubeugen.

Ich habe versucht alles sehr einfach und objektiv zu gestalten. Der natürliche und organische Lebensstil wird Ihnen helfen Ihre Gene zu reprogrammieren und Sie auf den Weg der Rehabilitation leiten. Ich wünsche Ihnen alles Gute auf diesem Weg zu einer besseren Gesundheit und einer stärkeren Wirbelsäule in nur einigen Monaten.

Der einzige Grund, warum ich Sie dazu bewegen möchte, dieses Arbeitsbuch zu nutzen, ist es um Ihre Willenskraft zu stärken, sodass Sie nicht aufgeben, denn ohne wahre und angemessene Motivation und positives Feedback, ist es sehr schwer nicht von seinen Entscheidungen zurückzutreten.

Was genau wird dieses Buch von Ihnen verlangen?

Das Ziel des Arbeitsbuchs ist es alle Ihre Bemühungen in Richtung der optimalen Gesundheit zu lenken und zwar vollkommen organisiert und konzentriert. Es wird Ihnen helfen Ihre Ernährung, Ihre tägliches Trainingsprogramm und die Fortschritte Ihrer allgemeinen Gesundheit durch die Therapie zu dokumentieren.

Um das Beste aus der holistischen Pflegemethode und die perfekte Gesundheit ohne chirurgische, medizinische oder pharmakologische Eingriffe zu erreichen, hier ist was Sie tun müssen.

Was können Sie vom Buch erwarten:

Dieses Buch enthält Fragebögen, Tabellen, Diagramme und Arbeitsblätter, die Sie benötigen um Ihr Skolioseprogramm erfolgreich abzuschließen.

1. METABOLIC TYPING ® -HERAUSFORDERUNG

Dieser einfache Fragebogen sollte am Anfang des Programms ausgefüllt werden, damit Sie Ihren Metabolic Type® festlegen können.

Anwendung:

Identifizieren Sie Ihren Metabolic Type®, indem Sie auf jede gestellte Frage in „Metabolic Typing®-Herausforderung" auf Seite 76 ehrlich antworten.

Es ist der erste Schritt, den Sie tätigen müssen, um die richtige Ernährung für Ihren einzigartigen Körper, auf der Paleo-Diät basierend, festzulegen. Die Ansprüche und Anforderungen jeder Person sind einzigartig und zu wissen welchem Metabolic Type® Sie angehören, kann Ihnen dabei helfen die richtigen Nährstoffe zu sich zu nehmen.

2. SKOLIOSE WÖCHENTLICHE ZUSAMMENFASSUNG

Diese Tabelle wird Ihnen dabei helfen einen Überblick über Ihr Programm zu haben damit Sie Ihren Fortschritt evaluieren können und weiterhin produktiv bleiben. Die Effekte der Diät und der Übungen werden manchmal erst nach Monaten sichtbar, deshalb wird Ihnen diese Tabelle dabei helfen Ihren Fortschritt zu dokumentieren und Sie motivieren.

Umgestaltung der Wirbelsäule – Wöchentliche Zusammenfassung

Metabolic Type® _____ ○ C ○ M ○ P
Number of Curve _____ ○ S-Form ○ C-Form
Cobbwinkel _____ (falls zutreffend)

BMI-Ausgangspunkt :
○ Untergewichtig ○ Normal ○ Übergewichtig

Start date _____

Wöchentliche Zusammenfassung für 12 Wochen	Ausgangspunkt	Woche 1	Woche 2	Woche 3	Woche 4	Woche 5	Woche 6	Woche 7	Woche 8	Woche 9	Woche 10	Woche 11	Woche 12	Fortschritt nach 12 Wochen
Höhe (Inch oder Meter)														
Gewicht (Pfunde oder Kilos)														
BMI														
Winkel der Rumpfdrehung (Angle of Trunk Rotation (ATR)) gemessen mit ScolioTrack		N/A		N/A		N/A		N/A		N/A		N/A		
Haben Sie vor kurzem ein Röntgenbild Ihrer Wirbelsäule gemacht?	○ yes ○ no	N/A	N/A	N/A	N/A	N/A	N/A	N/A	N/A	N/A	N/A	N/A	N/A	
Haben Sie die Symptome Ihrer Skoliose markiert?	○ yes ○ no	N/A	N/A	N/A	yes no	N/A	N/A	N/A ○	yes no	N/A	N/A	N/A ○	yes no
Haben Sie Ihre Triggerpunkte markiert?	○ yes ○ no	N/A	N/A	N/A ○	yes no	N/A	N/A	N/A ○	yes no	N/A	N/A	N/A ○	yes no

3. ERNÄHRUNGS- UND TRAININGSTAGEBUCH

Um so viel wie möglich mit Ihrem Programm zu bewirken, erwarte ich von Ihnen, dass Sie diese Tabelle täglich ausfüllen. So werden Sie eine genaue Liste aller Nahrungsmittel, die Sie zu sich genommen haben, besitzen und auch darüber informiert sein wie diese auf Sie gewirkt haben und

ERNÄHRUNGS- UND ÜBUNGSTAGEBUCH   WOCHE 1 / TAG 1

Datum ....
Ernährungs- und Übungsziele ....

Mahlzeit	Liste der Nahrungsmittel, die Sie verzehrten	Zusätzliche Notizen
Frühstück		
Mittagessen		
Abendessen		
Snack		

	Übungen	Dauer, Wiederholungen und zusätzliche Notizen
Übungen (Dauer, Wiederholungen und zusätzliche Notizen)		
Kernstabilitätsübungen		
Übungen zur Körperhaltung		

"Wenn mir jemand „nein" sagt, bedeutet dies nicht, dass ich etwas nicht kann, es bedeutet nur, dass ich es nicht gemeinsam mit dieser Person tun kann."
Karen E. Quinones Miller

welche Übungen Sie gemacht haben. Dies wird Ihnen dabei helfen festzustellen, ob etwas gut für Sie ist und Probleme eliminieren, sobald sie auftauchen. Gerade aus diesen Gründen ist das Ernährungs- und Trainingstagebuch ein so wichtiger Teil dieses Programms.

4. SKOLIOSE KARTE

Nutzen Sie dieses Diagramm um Ihre Skoliose zu markieren. Ermitteln Sie die Stellen der Krümmungen Ihrer Wirbelsäule und wie viele es sind. Dies können Sie bereits am Anfang des Programms machen.

Folgen Sie den Schritten weiter unten und erstellen Sie eine Mappe Ihrer Skoliose um Ihren Körper besser verstehen zu können.

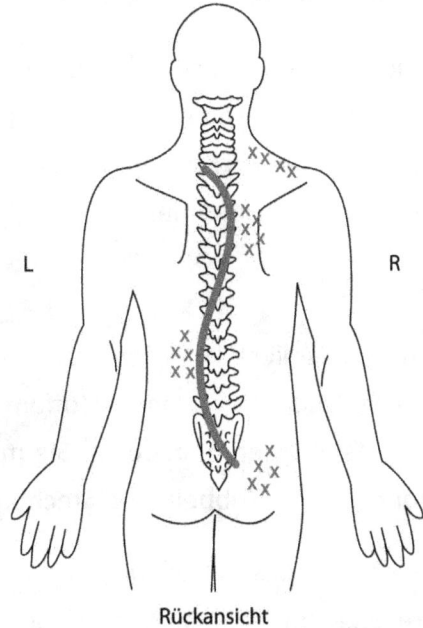

Rückansicht

Anwendung:

Um Ihre Skoliose korrigieren zu können, müssen Sie Ihre Muskelsymmetrie und Stärke erkennen. Zuerst müssen Sie die verspannten und ausgedehnten Muskeln identifizieren. Es folgt ein Beispiel eines menschlichen Rückens mit der S-förmigen Skoliose vollständig skizziert mit Muskelverspannungen und Bereiche der Wirbelsäulenkrümmung.

- Zeichnen Sie zuerst Ihre Skoliose-Krümmung ein – basierend auf den letzten Röntgenbildern. Falls Sie keine Röntgenbilder besitzen, bitten Sie einfach jemanden mit seinem Finger Ihre Wirbelsäule entlang zu gleiten und die Dornfortsätze zu fühlen (die Beulen, die Ihren Rücken entlanggehen).

- Markieren Sie dann die Muskelverspannungen mit „XXX". Sie können dazu auch Abbildungen 10. und 11. in meinem ersten Buch zu Rat ziehen, da wird nämlich die typische Muskelverspannung bei s- und c-förmiger Skoliose dargestellt.

5. ARBEITSBLATT ZU DEN SYMPTOMEN DER SKOLIOSE

Benutzen Sie dieses Diagramm um alle Symptome zu vermerken, die mit Ihrer Skoliose verbunden sind. Dies sollten Sie einmal monatlich tun um somit jegliche Veränderungen der Symptome während Ihres Fortschritts zu dokumentieren.

Anwendung:

Um Ihre Skoliose korrigieren zu können, müssen Sie zuerst feststellen welche Muskeln davon betroffen sind und die Problemzonen Ihres Rückens markieren, in denen Sie meistens Symptome wie Schmerzen, Taubheit oder Kribbeln und Stechen spüren.

Sie können das Beispieldiagramm weiter unten zu Hilfe nehmen und Ihre eigenen Skoliose Symptome markieren. Ich empfehle, dass Sie dies alle 4 Wochen tun, sodass Sie die Veränderungen Ihrer Symptome genau mitverfolgen können.

Symbol	Taubheit	Kribbeln	Spannung	Schmerzen
	OOOOO	●●●●●	XXXXX	VVVVV

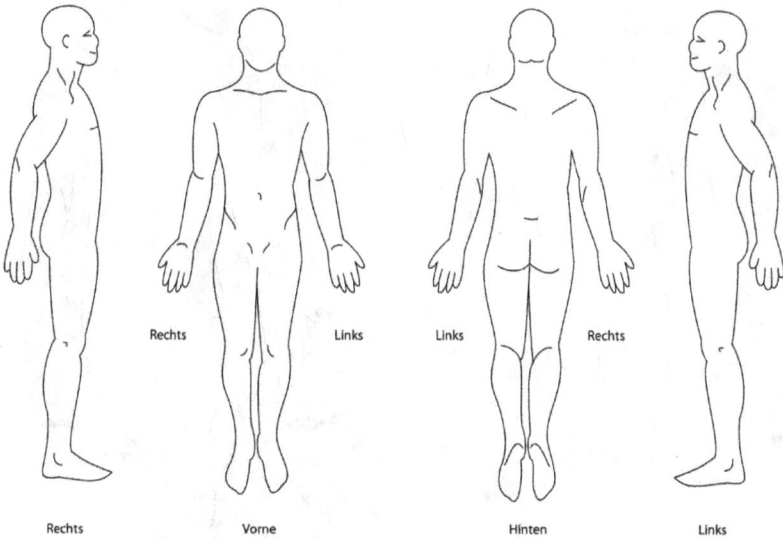

Rechts — Links — Links — Rechts

Rechts — Vorne — Hinten — Links

6. ARBEITSBLATT ZU DEN TRIGGERPUNKTEN

Finden Sie die Triggerpunkte, die mit Ihrer Skoliose verbunden sind und lernen Sie, wie Sie diese selbst behandeln können.

Anwendung:

Lokalisieren Sie Ihre Triggerpunkte, so dass Sie genau wissen welche Bereiche Sie massieren müssen. Normalerweise, können Sie den Triggerpunkt bereits erkennen, indem Sie einfach mit Ihrem Finger den Muskel entlanglaufen bis Sie einen besonders angespannten und festen Bereich ertasten. Gleiten sie Ihre Finger über diesen angespannten Teil und finden Sie den Punkt der besonders weich erscheint. Wenn Sie einen erst entstandenen Triggerpunkt ertasten, zuckt der Muskel zusammen, doch die chronischen Triggerpunkte fühlen sich angespannt an.

Links   Rechts   Rechts   Links

Vorderseite   Rückseite

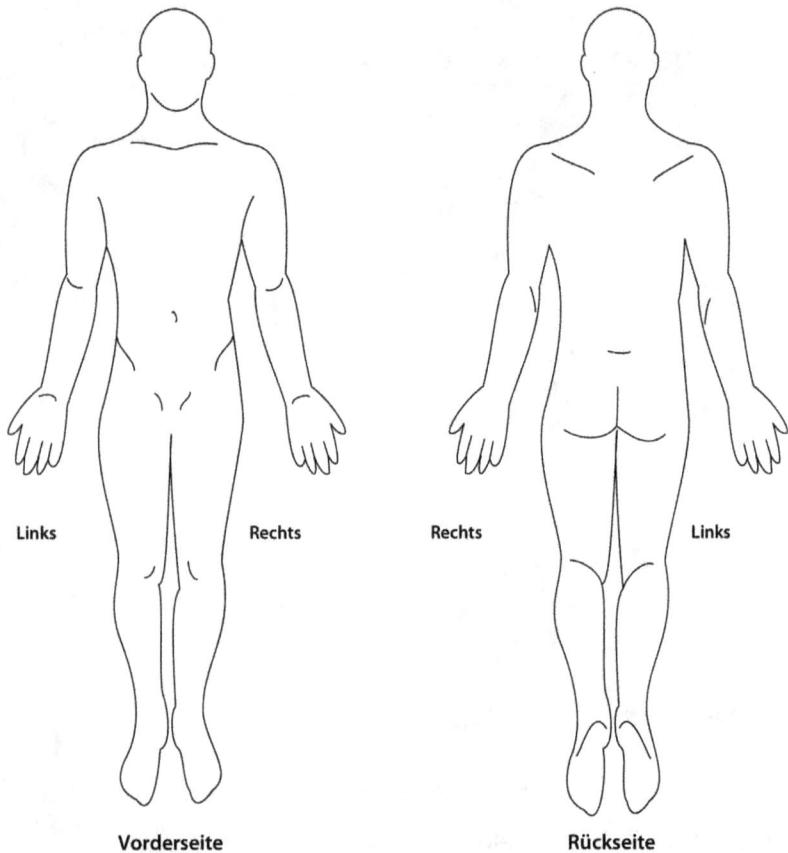

Zusätzliche Tipps für den Gebrauch des Arbeitsbuches

Tragen Sie die nötigen Informationen täglich in Ihr Tagebuch ein, damit Sie dazu ermutigt werden Ihre Ziele zu erreichen und somit auch motiviert bleiben.

Hier sind einige Tipps, die Ihnen gewaltig dabei helfen können:

1. Sie werden eine Menge grauer Bereiche in den Tabellen finden. Bitte lesen Sie diese zuerst, denn eben diese Bereiche werden Sie an wichtige Inhalte erinnern, die Sie auf keinen Fall verpassen sollten.

2. Wenn Sie einfach nur das Essen möchten, was Ihnen schmeckt, dann stellen Sie sicher, dass diese Gerichte und Nahrungsmittel Ihren

Ernährungsprinzipien und Metabolic Type® (siehe Einkaufsliste auf Seite 354-355 von *„Ihr Plan für eine natürliche Behandlung und Vorbeugung von Skoliose"*) entsprechen.

3. Füllen Sie das ERNÄHRUNGS-EINTRAGSFORMULAR auf Seite 363 von *„Ihr Plan für eine natürliche Behandlung und Vorbeugung von Skoliose"* ungefähr zwei bis drei Stunden nach der Mahlzeit aus. Dies wird Ihnen helfen festzustellen, wie Sie sich nach den einzelnen Mahlzeiten fühlen und wie Sie Ihre Ernährung Ihrem Metabolic Type® anpassen können. Zum Beispiel werden Sie feststellen, dass Sie sich nach einigen Nahrungsmitteln großartig fühlen werden, wenn es um Sättigung, Zufriedenheit und wohltuende Wirkung geht; wobei andere Nahrungsmittel Ihnen ein Gefühl von Übelkeit verleihen werden und Sie weiterhin hungrig sind und das Verlangen nach Essen spüren. Also wird Ihnen dieses Formular dabei helfen, die richtige Art und Menge an Proteinen/Kohlenhydraten/Fetten festzulegen, die Ihr Körper braucht.

4. Erstellen Sie Ihren eigenen Skoliose-Übungsplan indem Sie den Anweisungen in dem Buch *„Ihr Plan für eine natürliche Behandlung und Vorbeugung von Skoliose"* oder der DVD *„Übungen zur Vorbeugung und Korrektur von Skoliose"* folgen.

5. Füllen Sie immer am letzten Wochentag die WÖCHENTLICHE SKOLIOSE ZUSAMMENFASSUNG auf Seite 54 aus, damit Sie einen wöchentlichen und monatlichen Vergleich machen können.

6. Wenn Sie nicht genau wissen wie Sie Ihre Skoliose und deren Symptome darstellen können, dann lesen Sie bitte Kapitel 12 auf Seite 224 von *„Ihr Plan für eine natürliche Behandlung und Vorbeugung von Skoliose"*.

7. Wenn Sie nicht genau wissen wie Sie die Triggerpunkte markieren können oder mehr Beratung brauchen, dann lesen Sie bitte Kapitel

17 von Seite 318-319 von *„Ihr Plan für eine natürliche Behandlung und Vorbeugung von Skoliose"*.

8. Nutzen Sie das ScolioTrack oder Scoliometer App auf Ihrem iPhone, iPad oder Android um den „Winkel der Rumpfdrehung" leicht messen zu können, denn so können Sie den Grad der Skoliose vermessen.

9. Wenn Sie die erste Hälfte Ihrer Gesundheitsreise durch sind, also nach 12 Wochen, dann dokumentieren Sie Ihren Fortschritt in der „12 Wochen Fortschritt" – Spalte, indem Sie die Daten Woche für Woche miteinander vergleichen, sowohl auch mit den Ausgangsdaten.

10. Am letzten Tag Ihrer Gesundheitsreise vermerken Sie das Datum auf der Datumslinie und füllen Sie auch den Bereich des BMI aus, um jegliche Veränderungen zu sehen.

11. Notiz: Ideal wäre es, wenn Sie am Anfang ein Röntgenbild Ihrer Wirbelsäule haben (optional), die Symptome Ihrer Skoliose und Ihre Triggerpunkte markiert haben. Das „Ja" oder „Nein" Kontrollkästchen in der ersten Spalte dient dazu sicherzustellen, dass Sie alle Prozeduren gemacht haben und nichts vergessen haben.

Meine Empfehlungen

Für Ihre Gesundheit sind Sie alleine verantwortlich und Sie können die altersbezogenen Veränderungen mindern, indem Sie einfach Ihre Lebens- und Essgewohnheiten ein wenig ändern. Viele Menschen haben ein ziemlich schlechtes Wissen über Essen und Ernährung, deshalb lassen Sie mich die Frage stellen:

Denken Sie, dass die Qualität der Ernährung davon abhängt, wie viele Nährstoffe darin enthalten sind?

Wenn Ihre Antwort „Ja" lautet, dann muss ich Ihnen leider mitteilen – DAS IST DIE FALSCHE ANTWORT!

Der wahre nutritive Wert der Nahrung liegt darin, wie sie konsumiert wird. Die Art wie Sie die Nährstoffe zu sich nehmen, wie Sie kochen, portionieren und viele andere Faktoren kommen dabei ins Spiel, die Ihnen dabei helfen können festzustellen, ob Ihnen die Nahrung, die Sie zu sich nehmen auch die Nährstoffe bietet, die Ihr Körper benötigt. Ich bin mir sicher, dass Ihnen meine Empfehlungen weiter unten dabei helfen werden, das Beste aus Ihrer Ernährung zu erhalten.

Wählen Sie die Rezepte aus dem beigefügten Kochbuch, die Ihrem Metabolic Type® entsprechen und der Gesundheit Ihrer Wirbelsäule von Vorteil sind.

Ich schlage vor, einen dynamischen Lebensstil zu führen mit reichlich Zeit für physische Aktivitäten. Darüber hinaus, stellen Sie sicher, dass Sie jene Workouts wählen, die es Ihnen ermöglichen zwei oder dreimal pro Woche aerob zu trainieren (d.h. Gehen, Radfahren und Schwimmen). Falls Sie bis jetzt ein sesshaftes Leben geführt haben, wird es an der Zeit Ihren Körper in Bewegung zu setzen. Außer regelmäßigem Training gibt es noch weitere empfehlenswerte Dinge, die Sie tun können, um Ihre Muskel- und Knochengesundheit zu verbessern:

Tiefenmassage:

Dieses Arbeitsbuch hilft Ihnen dabei Ihre Triggerpunkte zu finden, da Untersuchungen und klinische Studien behaupten, dass die Selbstbehandlung Ihrer Triggerpunkte den natürlichen Heilungsprozess stimulieren kann, indem Sie sich einer Tiefenmassage unterziehen. Lassen Sie Ihren Körper die wohltuende Befreiung der neurologischen

Chemikalien spüren und setzten Sie Ihr Nerven-Muskelsystem zurück für maximale Erleichterung und einen unschlagbar wohltuenden Effekt.

Professionelle Beratung:

Obwohl es das Ziel diese Buches und anderer Inhalte, die Sie online und in Büchern finden, ist, Sie dazu vorzubereiten einen gesunden Ernährungsplan für sich herzustellen, schlage ich Ihnen trotzdem vor, dass Sie Ihren persönlichen Ernährungs- und Übungsplan von einem Chiropraktiker oder Wirbelsäulenexperten beurteilen lassen. Er/Sie kann Ihnen professionelle Ratschläge geben um Ihre Wirbelsäule, aber auch allgemeine Gesundheit, zu verbessern.

Nutzen Sie die Tests, um zu prüfen ob Ihre Lieben an Skoliose leiden:

Ist es nicht erschreckend, dass Skoliose eine genbedingte Krankheit ist und Ihre Familienangehörigen vielleicht auch darunter leiden?

Ist es nicht viel besser das Risiko erkennen zu können, noch bevor bei Ihren Lieben Komplikationen und Schmerzen entstehen, welche die normalen täglichen Aktivitäten negativ beeinflussen können?

Wenn Sie prüfen möchten, ob Ihre Familienangehörigen unter Skoliose leiden, dann können erkennen Sie dies mit Hilfe des *„Skoliose-Tests für zu Hause"* auf Seite 38-39 und dem *„Adams-Rumpfbeugetest"* auf Seite 36 von *„Ihr Plan für eine natürliche Behandlung und Vorbeugung von Skoliose"*.

Schwangerschaft und Skoliose:

Schwangerschaft und die zugehörigen Hormonstörungen können oftmals den Skoliose-Prozess im Menschen auslösen. In der Schwangerschaft hören viele Frauen damit auf sich Skoliose-Maßnahmen und Behandlungen zu unterziehen, doch ich empfehle Ihnen nicht damit bis zur Geburt des Kindes zu warten. Es stimmt zwar, dass Sie während Ihrer Schwangerschaft nicht regelmäßig Sport treiben können, um Ihre Skoliose zu heilen, doch Sie sollten auf jeden Fall mein Buch lesen, das ausschließlich für werdende Mütter mit Skoliose und deren körperliche Bedürfnisse gedacht ist.

Lesen Sie auf jeden Fall: *„Skoliose und eine gesunde Schwangerschaft"*. Das Buch enthält alle wichtigen Informationen, die Sie benötigen, um für Ihre Wirbelsäule und Ihr Baby zu sorgen.

Wie nutze ich ScolioTrack

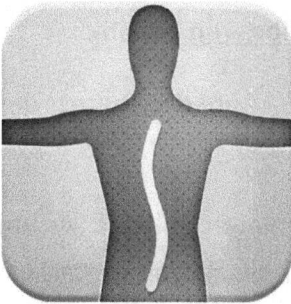

Ich rate Ihnen ScolioTrack, eine innovative iPhone und Android App, zu nutzen, die Ihnen dabei hilft den Grad der Skolioseverkrümmung und auch den Winkel der Rumpfdrehung (Angle of Trunk Rotation [ATR]) zu messen, einem Schlüsselfaktor für die Erkennung und Behandlung von Skoliose. Sie dokumentiert sogar die Höhe und das Gewicht des Patienten und hat sogar die Möglichkeit eine Fotografie des Rückens des Patienten zu machen, was äußerst nützlich sein kann bei Teenagern, die noch im Wachstum sind oder Erwachsenen mit degenerativer Skoliose.

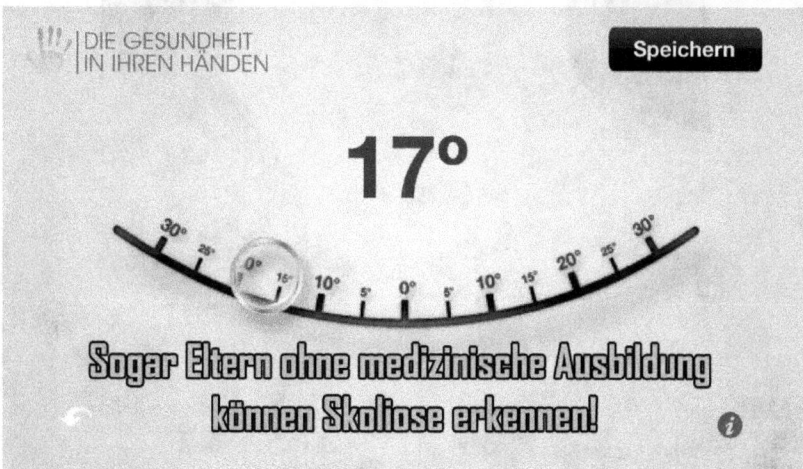

Es gibt zwei Arten, wie Sie Ihre Skoliose mit ScolioTrack exakt vermessen können:

Schritt 1: ScolioTrack kalibrieren

Sie können lernen wie man die einfache und praktische ScolioTrack App nützt, indem Sie folgende Schritte beachten:

1. Stellen Sie das Gerät auf einen Tisch oder eine andere flache Unterlage, so dass die Button-Seite des Geräts nach oben positioniert ist. Drücken Sie das „**Kalibrieren 1**" Tab.

2. Rotieren Sie das Gerät dann auf der Unterlage, so dass es in die andere Richtung zeigt. Drücken Sie das „**Kalibrieren 2**" Tab.

3. Drücken Sie „**Fertig**" in der oberen rechten Ecke um den Prozess der Kalibrierung zu beenden.

4. Drücken Sie das „**Zurück**" Button in der unteren linken Ecke um erneut zu kalibrieren, sollte ScolioTrack auf der flachen Unterlage nicht null Grad anzeigen.

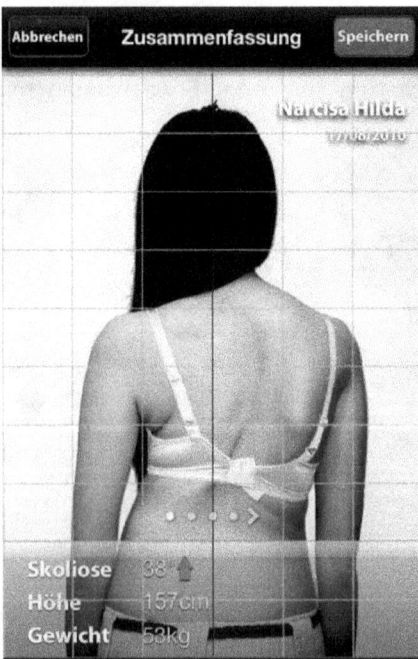

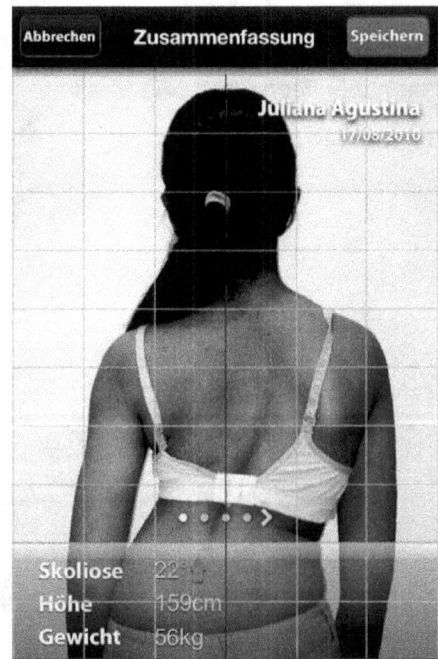

Wie vermesse ich Skoliose?

Um Ihre Skoliose mit ScolioTrack vollkommen adäquat und exakt zu vermessen, werden Sie einen Assistenten oder Begleiter benötigen: Folgen Sie diesen Schritten:

1. Der Assistent muss hinter Ihnen stehen, während Sie in einer vollkommen geraden Position mit Ihren Armen nach vorne gestreckt stehen. Lehnen Sie sich langsam nach vorne und beugen Sie sich so tief es geht.

2. Versuchen Sie sich so zu positionieren, dass man eine klare Sicht auf den Buckel, die Protrusion oder die Deformierung der Wirbelsäule hat.

3. Der Assistent sollte das ScolioTrack-Gerät sanft über den Buckel oder die Protrusion legen, so dass das Telefon in der Mitter der Wirbelsäule liegt.

4. Drücken Sie den „Save" Button um den Winkel der Rumpfdrehung (Angle of Trunk Rotation [ATR]) aufzunehmen, denn dies ist das Maß der Skoliose (d.h. der Grad der Verkrümmung Ihrer Wirbelsäule).

5. Machen Sie nun ein Foto des Rückens der Person um deren Haltung am Tag der Aufnahme zu analysieren. Dies wird Ihnen dabei helfen zu verstehen wie genau sich die Skoliose visuell verändert.

6. Während Sie die Aufnahme machen, müssen die Schultern, der Anleitung entsprechend, positioniert sein und der Körper des Patienten in der Mitte.

7. Es ist nicht notwendig das Bild auf den neuesten Stand zu bringen, doch es hilft die Veränderungen genauer dokumentieren zu können.

8. Als nächstes tragen Sie die Größe und das Gewicht des Patienten am Tag der Messung der Skoliose mit ScolioTrack ein. Dieses besondere

Feature ermöglicht Ihnen durch Fotos, Höhe und Gewicht, den Grad der Skoliose und die Krankheit genau zu beobachten, sogar bei einem Kind, das sich noch im Wachstum befindet.

9. Bei Erwachsenen hilft es außerdem die Veränderungen von Höhe und Gewicht zu dokumentieren, die durch die Degenerierung der Skoliose jedes Jahr entstehen können.

Was sind die Vorteile von ScolioTrack?

ScolioTrack ist ein Instrument, das dem Skoliometer des Arztes ähnelt und doch viel sicherer ist als die Röntgentechnologie, mit hoher Präzession. Es ist außerdem auch sehr einfach von zu Hause aus zu bedienen, zwischen den einzelnen Arztbesuchen.

ScolioTrack speichert alle Informationen an einem sicheren Ort und mit nur einem Klick haben Sie alle Daten zur Hand, um zukünftige Check-Ups zu machen oder Daten mit einander zu vergleichen.

Für mehr Informationen zu ScolioTrack und eine Videoanleitung zum Gebrauch von ScolioTrack besuchen Sie die Webseite:

www.scoliotrack.com

Body Mass Index – BMI

Der Körperbau ist von Person zu Person unterschiedlich. Zwei Menschen, die dieselbe Größe und dasselbe Gewicht haben, können trotzdem eine vollkommen andere Knochenstruktur besitzen und verschiedene Anteile an Muskel- und Fettmasse besitzen. Deswegen ist Ihr Gewicht nicht der einzige wichtige Faktor, wenn es um gewichtsbedingte Gesundheitsprobleme geht. Es ist bekannt, dass ein niedriger BMI in der Pubertät mit größerer Erkrankungsgefahr in Verbindung gebracht wird. Erwachsene mit Skoliose können in allen drei Kategorien gefunden werden; unterernährt, normal oder übergewichtig. Wenn Sie Ihren BMI kennen, kann Ihnen dieser dabei helfen die Fortschritte durch Ihre Ernährung und das Training zu erkennen.

Das Errechnen des BMI: Finden Sie Ihre Größe in der linken Spalte unten und bewegen Sie sich nach rechts in die Reihe mit Ihrem Gewicht. Die Zahl ganz oben in der Spalte ist Ihr BMI.

$$\text{BMI} = \frac{\text{Masse (kg)}}{(\text{Höhe(m)})^2} \qquad \text{BMI} = \frac{\text{Masse (lb)}}{(\text{Höhe(in)})^2} \times 703$$

BMI	19	20	21	22	23	24	25	26	27	28	29	30	31	32	33	34	35
Höhe (cm)							Gewicht (kg)										
147	41	44	45	48	50	52	54	56	59	61	63	65	67	69	71	73	76
150	43	45	47	49	52	54	56	58	60	63	65	67	70	72	74	76	79
152	44	46	49	51	54	56	58	60	63	65	67	70	72	74	76	79	81
155	45	48	50	53	55	58	60	62	65	67	70	72	74	77	79	82	84
158	47	49	52	55	58	60	62	64	67	70	72	74	77	79	82	84	87
160	49	51	54	56	59	61	64	66	69	72	74	77	79	82	84	87	89
163	50	53	55	58	61	64	66	68	71	74	77	79	82	84	87	89	93
165	52	54	57	60	63	65	68	71	73	76	79	82	84	87	90	93	95
168	54	56	59	62	64	67	70	73	76	78	81	84	87	90	93	95	98
170	55	58	61	64	66	69	72	75	78	81	84	87	90	93	96	98	101
173	57	59	63	65	68	72	74	78	80	83	86	89	92	95	98	101	104
175	58	61	64	68	70	73	77	80	83	86	89	92	95	98	101	104	107
178	60	63	66	69	73	76	79	82	85	88	92	95	98	101	104	107	110
180	62	65	68	71	75	78	81	84	88	91	94	98	100	104	107	110	113
183	64	67	70	73	77	80	83	87	90	93	97	100	103	107	110	113	117
185	65	68	72	75	79	83	86	89	93	96	99	103	107	110	113	117	120
188	67	70	74	78	81	84	88	92	95	99	102	106	109	113	116	120	123
190	69	73	76	80	83	87	90	94	98	102	105	109	112	116	120	123	127
	Gesund						Übergewichtig					Fettleibig					

BMI	19	20	21	22	23	24	25	26	27	28	29	30	31	32	33	34	35	36
Höhe (in)							Gewicht (lb)											
4'10"	91	96	100	105	110	115	119	124	129	134	138	143	148	153	158	162	167	
4'11"	94	99	104	109	114	119	124	128	133	138	143	148	153	158	163	168	173	
5'	97	102	107	112	118	123	128	133	138	143	148	153	158	163	168	174	179	
5'1"	100	106	111	116	122	127	132	137	143	148	153	158	164	169	174	180	185	
5'2"	104	109	115	120	126	131	136	142	147	153	158	164	169	175	180	186	191	
5'3"	107	113	118	124	130	135	141	146	152	158	163	169	175	180	186	191	197	
5'4"	110	116	122	128	134	140	145	151	157	163	169	174	180	186	192	197	204	
5'5"	114	120	126	132	138	144	150	156	162	168	174	180	186	192	198	204	210	
5'6"	118	124	130	136	142	148	155	161	167	173	179	186	192	198	204	210	216	
5'7"	121	127	134	140	146	153	159	166	172	178	185	191	198	204	211	217	223	
5'8"	125	131	138	144	151	158	164	171	177	184	190	197	203	210	216	223	230	
5'9"	128	135	142	149	155	162	169	176	182	189	196	203	209	216	223	230	236	
5'10"	132	139	146	153	160	167	174	181	188	195	202	209	216	222	229	236	243	
5'11"	136	143	150	157	165	172	179	186	193	200	208	215	222	229	236	243	250	
6'	140	147	154	162	169	177	184	191	199	206	213	221	226	235	242	250	258	
6'1"	144	151	159	166	174	182	189	197	204	212	219	227	235	242	250	257	265	
6'2"	148	155	163	171	179	186	194	202	210	218	225	233	241	249	256	264	272	
6'3"	152	160	168	176	184	192	200	208	216	224	232	240	248	256	264	272	279	

Gesund	Übergewichtig	Fettleibig

Kapitel 3

Prägnante Skoliose-Ernährung und Übungsprogram

Die 15 wichtigsten Ernährungsregeln für eine optimale Gesundheit der Wirbelsäule

In dem Buch *„Ihr Plan für eine natürliche Behandlung und Vorbeugung von Skoliose"* erkläre ich sehr detailliert die wichtigsten nutritiven Konzepte, die für eine gesunde Entwicklung der Wirbelsäule ausschlaggebend sind. Hier finden Sie eine präzise Anleitung mit allem was Sie über Proteine, Kohlenhydrate, Kalorien, Präbiotika, Vitamin D, Öle, Nahrungsmittel, die Fett verbrennen oder dick machen, unter anderem auch Nahrungsmittel, die Sie langsam umbringen und vieles mehr.

Doch bevor wir mit der Liste der wesentlichen Nahrungsmittel für Skoliose anfangen, lassen Sie uns die Theorie hinter den Ernährungsempfehlungen betrachten.

Die Theorie hinter der Skoliose-Diät

Nun lassen Sie uns also Nutrition ein wenig vereinfachen... Sie alle da draußen sind ein wenig verwirrt, wenn es dazu kommt zu entscheiden, welche Ernährungsart die Beste für Sie ist. Es scheint so als würden Menschen immer gerne den aktuellen Modediäten folgen, sei es nun eine Diät mit niedrigem Fettanteil, die Atkinsdiät, die South Beach Diät, Grapefruitdiäten, Entgiftungsdiäten, vegetarische Diäten oder irgendwelche weiteren lächerlichen Diäten, die sich meistens nur auf der Meinung einer einzigen Person basieren oder nur Marketing sind, anstatt tatsächliche wissenschaftliche Resultate gezeigt zu haben.

Die einzige „Diät", die wahrhaftig auf wissenschaftlichen Nachweisen beruht, ist die Forschung der paläolithischen Ernährung (also die Paleo-Diät). Ich nenne sie jedoch nur ungern Paleo-Diät, weil sie eigentlich nichts mit den anderen Modediäten gemeinsam hat, da diese Diät ja auf wahrer archäologischer Ernährungswissenschaft beruht. Es wird genau dargestellt, was unsere Vorfahren vor der landwirtschaftlichen Revolution an Nahrungsmitteln zu sich genommen haben. Die Idee ist ziemlich einfach; die ersten 99,5% unserer Existenz (unsere Vorfahren von vor 2 Millionen Jahren, homo erectus) haben wir uns nur von wilden Pflanzen und Tierfleisch ernährt, wobei wir nur 0,5% unserer Existenz (seit der landwirtschaftlichen Revolution vor 5,000-10,000 Jahren) gezüchtete Pflanzen und Tierfleische zu uns nehmen. Den größten Unterschied zu unseren paläolithischen Vorfahren stellt der hohe Anteil an Getreide dar, der in unserer heutigen Ernährung (und der Ernährung der Tiere) zu finden ist.

Viele Menschen behaupten, dass wir nicht genau wissen können, was unsere Vorfahren gegessen haben... doch dies ist falsch.

Ernährungsspezialisierte Archäologen können beinahe genau feststellen, was unsere Vorfahren zu sich genommen haben, da sie

Beweise wie Kotüberreste und auch die Isotopenverhältnisse in den menschlichen Knochen aus allen Ecken der Welt und allen Epochen der Geschichte untersuchen. So können sie die Verhältnisse von Pflanzen und Tierfleisch, die unsere Vorfahren gegessen haben, festlegen – was übrigens immer eine Mischung von Pflanzen und Tierfleisch war und ein ziemlich hoher Anteil an Proteinen zu finden ist. Es gab zu dieser keine paläolithischen Vegetarianer, und dies kann Ihnen ein jeder ernährungsspezialisierte Archäologe bestätigen. Alle Menschen waren zu der Zeit Allesfresser, die verschiedene Arten von Pflanzen und Tieren verzehrten, abhängig davon in welchem Teil der Welt, auf welcher geographischen Breite und zu welcher Jahreszeit sie lebten.

Also was genau haben unsere Vorfahren in den ersten 99,5% unserer Existenz konsumiert und auf welche Nahrungsmittel ist unser Körper somit vorprogrammiert? Ganz einfach:

- Wildfleisch, Fisch und Meerestiere (Tiere, die richtige Nahrung zu sich nehmen, anstatt das, was wir Ihnen auf Farmen zu essen geben)
- Früchte
- Gemüse
- Eier
- Nüsse
- Samen

Getreide war nur sehr selten und in kleinen Mengen, Teil der paläolithischen Ernährung. Da unsere Vorfahren große Mengen an Getreide nicht zu Mehl verarbeiten konnten, wurde wildes Getreide nur in kleinen Mengen verzehrt, meistens in Suppen oder Eintöpfen. Wie Sie bereits erkennen können, ist dies ein erheblicher Unterschied zu der Ernährung des modernen Menschen, beinahe jede Mahlzeit enthält heutzutage Getreide und das auch noch in großen Mengen in Müsli, Brot, Pasta, Muffins, Gebäck usw.

Da wir nun die Hauptunterschiede besprochen haben... hier sind meine 15 wichtigsten Ernährungsregeln:

Ernährungsregel #1.

Schließen Sie Kohlenhydrate nicht komplett aus Ihrer Ernährung aus, da diese nicht schädlich sind, wenn man sie in den richtigen Maßen einnimmt. Doch verarbeiteten Zucker und Getreide sollten Sie auf ein Minimum reduzieren. Sie erhalten genügend Kohlehydrate aus dem gesunden Gemüse und können somit auf verarbeiteten Zucker und Getreide verzichten. Ich persönlich bevorzuge stärkehaltiges Gemüse, da es sättigend ist und Sie für längere Zeit keinen Hunger spüren werden. Wenn Sie Getreide wie Müsli, Brot, Pasta, Muffins, Gebäck usw. zu sich nehmen, bringen sie nicht nur Ihren Blutzuckerspiegel durcheinander, sondern es gelangt auch eine hohe Anzahl an Antinährstoffen in Ihren Körper, die ihn davon abhalten Mineralien zu binden. Gluten kann außerdem dauerhafte Entzündungen im Darm verursachen und Ihr Verdauungssystem beschädigen.

Süßkartoffel, Kartoffel und andere Knollen verursachen bei weitem weniger Verdauungsstörungen als Getreide. Süßkartoffeln und Kartoffeln können von aktiven Menschen viel leichter verdaut werden und auch die zusätzlichen Kohlehydrate können so schnell verbrannt werden.

Ernährungsregel #2.

Achten Sie immer darauf, dass Sie eine reiche Proteinquelle besitzen, zum Beispiel: Wildfleisch, Meerestiere, Fisch, Tiere, die sich von Gras ernährten und Eier von freilaufenden, organisch-gefütterten Hühnern. Versuchen Sie Fleisch und Fisch von großen Farmen zu vermeiden, da diese meistens nur mit Getreide gefüttert und in Fabriken gehalten werden, was äußerst ungesund ist.

Ernährungsregel #3.

Normalerweise sind sich Menschen der Fettsäuren Omega 6 bis Omega 3 in der Nahrung, die sie zu sich nehmen, gar nicht bewusst. Unsere paläolithischen Vorfahren hatten einen Anteil von 1:1 bis zu 2:1 von Omega 6 : Omega 3 Fettsäuren. Heutzutage liegt der Anteil bei 20:1 sogar bis zu 30:1 von Omega 6 : Omega 3 Fettsäuren. Die ist ein weiterer Auslöser für viele degenerative Krankheiten.

Um dieses Verhältnis auszugleichen, sollten Sie auf Nahrungsmittel wie Kernöle, Baumwollsamenöle, Sojabohnenöle verzichten und die Einnahme von Fleisch und Fisch aus großen Farmen vermeiden, da diese mit Getreide gefüttert werden. Fügen Sie Wildfleisch, Meerestiere, Fisch, Tiere, die sich von Gras ernährten und Eier von freilaufenden, organisch-gefütterten Hühnern in Ihren Ernährungsplan ein, denn eben diese Nahrungsmittel sind voll mit Omega 3 Fettsäuren. Walnüsse, Chia-Samen, Hanfsamen, Fischöl oder Krillöl - all diese Nahrungsmittel enthalten Omega 3 Fettsäuren, die eine wichtige Quelle von EPA und DHA sind. Fisch- und Krillöle sind sehr gut für Ihren Körper, da sie hohe Anteile an EPA und DHA besitzen, und auch sonst eine großartige Omega 3 Quelle sind und Krillöl zusätzlich auch noch Antioxidantien in sich enthält.

Es ist wichtig zu wissen, dass Omega 3 aus Tierprodukten ein größere gesundheitliche Rolle spielt als Omega 3 Fettsäuren aus Pflanzenprodukten (wie Chia, Walnüsse oder Leinsamen). Das liegt daran, dass die Omega 3 Fettsäuren in Tierprodukten bereits zu EPA und DHA verarbeitet wurden, wobei dies bei Pflanzenprodukten nicht der Fall ist und unser menschlicher Körper leider nicht in der Lage ist, diese selbst zu verarbeiten.

Ernährungsregel #4.

Zusätzlich zu verarbeitetem Zucker sind dies die drei schlechtesten Nahrungsmittel der westlichen Welt: Soja, Mais und Weizen, bzw. deren Produkte wie: Maissirup, Sojaöl, Maisöl, Sojaproteine usw. Eine Forschung aus den USA zeigt, dass in den meisten Ländern des Westens (Kanada, USA, Australien usw.) die Ernährung der Menschen ungefähr zu 67% aus Mais, Weizen und Soja, bzw. deren Derivaten, besteht.

Ernährungsregel #5.

Es ist wichtig, dass Sie über die Zutaten informiert sind, die oftmals Entzündungen verursachen und auch versteckte Kalorien in sich enthalten, zum Beispiel Salatdressings und verschiedene Gewürze. Viele Menschen wissen nicht, dass der hohe Kalorien- und Zuckergehalt in Maissirup ihre Verdauung beschädigen kann, wenn Sie ihn in Form von Ketchup, Cocktailsauce, Marinaden, Salatdressings usw. zu sich nehmen.

Ein Löffel Ketchup enthält zum Beispiel 5 Gramm Zucker und wenn sie nun Ketchup mit Pommes und einem Hamburger essen, nehmen Sie 2 bis 4 Löffel Ketchup zu sich, was bedeutet Sie konsumieren 10 bis 20 Gramm Zucker von Ketchup allein, ohne überhaupt noch das süße Getränk mitzurechnen, das man meistens zu Mahlzeiten trinkt.

Lesen Sie die Etiketten der Produkte und vermeiden Sie Maissirup! Obwohl die Maisverarbeitungsindustrie immer wieder behauptet, Maissirup sei natürlich und nicht schädlicher als Zucker, ist diese Behauptung weit von der Wahrheit entfernt, wie Sie in Kapitel 8. "Essenzielle Kohlenhydrate" nachlesen können. Dort wird bewiesen, dass Maissirup tatsächlich schädlicher ist als reiner Zucker, obwohl beide Nährstoffe schlecht für den Organismus sind.

Ernährungsregel #6.

Viele Menschen sind sich ihrer Zuckersucht nicht bewusst, die ihren Körper von innen her beschädigt. Denken Sie deshalb immer daran, wenn Sie Süßigkeiten oder zuckerhaltige Getränke konsumieren, dass diese nur sehr schwer verbrannt werden können. Zucker macht nicht nur dick, sondern verursacht auch Herzkrankheiten, Diabetes und dient in manchen Fällen auch als Nahrung für Krebserreger. Deshalb wird empfohlen verarbeiteten Zucker völlig zu vermeiden und nur natürlichen Zucker aus Früchten zu konsumieren.

Ernährungsregel #7.

Die meisten Rapsölhersteller behaupten ihr Produkt sei sicher und gesund, denn es enthalte einfache ungesättigte Fette, wie auch Olivenöl. Doch dies entspricht leider nicht der Wahrheit, denn biochemisch betrachtet hat Rapsöl nichts mit Olivenöl gemeinsam und erzielt in Ihrem Körper auch eine komplett andere Reaktion, deshalb raten wir Ihnen Rapsöl zu vermeiden.

Ernährungsregel #8.

Außer Rapsöl sollten Sie, meines Erachtens nach, Sojaöl, Maisöl und Baumwollsamenöl vermeiden. Diese Öle können zu Entzündungen in Ihrem Körper führen und das Omega 3 und Omega 6 Fettsäuregleichgewicht auseinander bringen, Sie werden zusätzlich auch noch in den meisten Fällen aus genetisch-modifiziertem Getreide hergestellt, das in Ihrem Körper langfristig betrachtet Veränderungen auslösen kann, die selbst von Wissenschaftlern nicht vollkommen erklärt werden können.

In Kapitel 10. "Die Wahrheit über Fette" in „Ihr Plan für eine natürliche Behandlung und Vorbeugung von Skoliose" werden Sie alle notwendigen Information dazu finden, welche Öle Sie vermeiden sollten und welche gesund für Sie sind. Sie werden überrascht sein, dass eben Fette wie Butter, Schmalz und Kokosnussöl von denen behauptet wird sie seien nicht gut für den Organismus, eigentlich die gesündesten Fette/Öle sind.

Ernährungsregel #9.

Oftmals wird empfohlen Margarine statt Butter zu verwenden, doch selbst die sogenannte gesunde Margarine ist nicht gesund, denn sie wurde aus Soja- oder Maisöl hergestellt und löst oft Entzündungen aus. Deshalb sollten Sie natürliche Butter statt Margarine konsumieren.

Ernährungsregel #10.

Eiweiß oder das ganze Ei? Und wieder einmal weiß ich nicht warum diese Angelegenheit überhaupt noch debattiert wird. Der Großteil der Bevölkerung weiß anscheinend immer noch nicht, dass das Eigelb eigentlich der gesündeste Teil des Eis ist, mit mehr als 90% der Mikronährstoffe und Antioxidanten und sogar 100% der fettlöslichen Vitamine, die wichtig für unsere Gesundheit sind. Warum jemand also nur das Eiweiß essen und das Eigelb vermeiden würde ist unbegreiflich. Und nein, das Cholesterin im Ei ist nicht schlecht für Ihr Herz... um genau zu sein, erhöht es das gute HDL-Cholesterin. Ich könnte einen kompletten Artikel nur darüber verfassen, warum ganze Eier gesünder sind als nur Eiweiße, warum sie helfen die fettverbrennenden Hormone zu steigern, warum ich persönlich 3-4 ganze Eier täglich esse und warum Ihnen diese dabei helfen können im einstelligen Körperfettbereich zu bleiben.

Ernährungsregel #11.

Denken Sie immer daran, dass trotz aller schlechten nutritiven Informationen der Regierung und der Medien, gesättigte Fettsäuren falscherweise als ungesund abgestempelt wurden, sie sind nämlich gesünder als man annehmen möchte. Um genau zu sein haben in den letzten Jahren Wissenschaftler herausgefunden, dass gesättigte Fettsäuren eigentlich gut für Ihre Gesundheit und den Hormonspiegel, die Zellmembrane und viele weitere wesentliche Funktionen Ihres Körpers sind. Sie können hier meinen Artikel darüber lesen, warum gesättigte Fettsäuren eigentlich gar nicht so schlecht und manchmal sogar gesund sein können, angenommen Sie stammen aus der richtigen Quelle.

Wenn Sie daran interessiert sind mehr darüber zu erfahren warum wissenschaftlich betrachtet gesättigte Fettsäuren gesund sein können, habe ich weiter unten den Artikel „Die Wahrheit über gesättigte Fettsäuren" hinzugefügt, der von einem Doktor der nutritiven Biochemie verfasst wurde. Sie sollten den Artikel auf jeden Fall lesen, wenn Sie daran interessiert sind die wissenschaftliche Theorie hinter der Behauptung „gesättigte Fettsäuren seien gesund" verstehen möchten und wie Sie diese Nährstoffe genießen können, die schon immer ein wesentlicher Bestandteil der Ernährung unserer Vorfahren waren.

Ernährungsregel #12.

Dringend empfohlen wird jegliche Art von künstlichen Süßstoffen zu vermeiden, da diese zwar weniger Kalorien enthalten, jedoch Ihrem Körper schaden können. Viele Studien zeigen, dass künstliche Süßstoffe zu Gewichtszunahme führen können, da diese den Insulinaustoß anregen, wegen der Zellen in Mund und Bauch, die Süße fühlen können. Denken Sie also daran, dass ein hoher Insulinspiegel zur Anlage von Fettzellen führen kann. Außerdem werden Sie nach der Konsumierung von künstlichen Süßstoffen in nur wenigen Stunden ein Verlangen nach Zucker und Kohlenhydraten verspüren.

Ernährungsregel #13.

Achten Sie auf Ihren Vitamin-D-Spiegel.

Vitamin D ist eine der wichtigsten Substanzen in Ihrem Körper, die Ihre Hormone und auch Ihr Immunsystem kontrollieren. Wenn Sie oft krank sind oder Ihre Hormone in einem Ungleichgewicht zueinander stehen, dann liegt das wahrscheinlich an einem Mangel an Vitamin D..

Unglücklicherweise leiden beinahe 90% der amerikanischen Bevölkerung unter Vitamin-D-Mangel. Testen Sie Ihr Blut, um herauszufinden, ob auch Sie unter Vitamin-D-Mangel leiden. Ihr Blutspiegelbild sollte 50-70 ng/ml erreichen, denn an diesem Punkt sind das Hormongleichgewicht und das Immunsystem auf dem Höhepunkt. Leider liegen die meisten Menschen in den 20., 30. oder sogar noch tiefer, und dies kann zu vielen gesundheitlichen Problemen führen.

Die Mittagssonne ist die wichtigste Quelle von Vitamin D, da Ihr Körper Vitamin D aus der Reaktion der Öle auf Ihrer Haut und der UVB-Strahlen der Sonne erzeugt. Fettreiche Fische, Eigelb und organisches Fleisch sind die besten Quellen von diätetischem Vitamin D, doch es ist schwer ausreichend Vitamin D nur durch die Ernährung zu erhalten, deswegen ist eine tägliche Dosis an Mittagssonne äußerst wichtig für Ihre Gesundheit (achten Sie natürlich darauf keinen Sonnenbrand zu bekommen).

Für viele weitere Informationen zu Vitamin D und dessen Vorteile können Sie hier ebenfalls einen sehr interessanten darüber Artikel lesen, warum Vitamin D Sie sogar bis zu fünf Jahre VERJÜNGEN kann!

Ernährungsregel #14.

Präbiotika sind großartig!

Zusammen mit dem Vitamin D, ist dies eines der wichtigsten Dinge, die Sie für Ihre Gesundheit tun können. Der „Mikrobiom" in Ihrem Darm ist aus tausenden von Mikroben gebildet, die aus hunderten von guten Präbiotika bestehen. Diese unterstützen mehr lebenswichtige Funktionen als man vielleicht annehmen möchte.

Präbiotika sind genauso wichtig wie Ihr Immunsystem und auch der Vitamin-D-Gehalt in Ihrem Körper. Präbiotika stehen an den Frontlinien, wenn es darum geht den Körper vor Krankheiten zu schützen und Krankheitserreger in Schach zu halten. Außerdem spielen Sie eine wichtige Rolle in der Verdauung.

Lesen Sie Kapitel 7. "Einführung in fermentierte Lebensmittel" um zu erfahren wie Präbiotika Ihre Verdauung und Ihr Immunsystem verbessern.

Ernährungsregel #15.

Zu guter Letzt, genießen Sie Ihr Essen! Und genießen Sie gute Gesellschaft zusammen mit Ihrem Essen. Essen Sie nicht nur gedankenlos vor dem Fernseher. Studien zeigen, dass Menschen mehr Kalorien zu sich nehmen und auch an Gewicht zunehmen, wenn sie gedankenlos vor dem Fernseher essen ohne sich richtig auf die Mahlzeit zu konzentrieren. Deshalb lassen Sie sich nicht ablenken, genießen Sie jeden Bissen. Achten Sie auch auf die Aromen und den Geschmack jedes Bissens. So werden Sie Ihre Mahlzeiten besser genießen können und weniger Kalorien zu sich nehmen.

Erstellen Sie Ihr persönliches Skoliose-Trainingsprogramm

Nie war es so einfach vom sesshaften in den aktiven Lebensstil umzusteigen. Sport ist das Beste für den menschlichen Körper und kann Ihnen dabei helfen viele Krankheiten vorzubeugen. Es gibt 3 Arten von Übungen, die nützlich für Ihre Wirbelsäulenverkrümmung sein können.

DEHNÜBUNGEN ZUR AUSBALANCIERUNG DES KÖRPERS

1. Fokussieren Sie sich auf das Ausdehnen der Muskeln bis Sie Spannung wahrnehmen, jedoch noch keine Schmerzen verspüren.

2. Markieren Sie jeden Monat Ihre Skoliose und notieren Sie insbesondere die Bereiche um die Wirbelsäule herum, in denen Sie Anspannungen verspüren.

3. Wenn Sie den Schwierigkeitsgrad der Übungen erhöhen möchten und keine Schmerzen während der Dehnungsübungen verspüren, können Sie die Stellungen länger halten als in der Anleitung vermerkt.

KERNSTABILITÄTSÜBUNGEN

1. Kernstabilitätsübungen sind genau genommen das Beste, was Sie tun können um Ihre Wirbelsäule zu stabilisieren und zu stützen.

2. Der Test zu der Kraft der Kernmuskeln und der Stabilität ist äußerst effektiv bei der Bewertung Ihrer Rumpfkraft und Ausdauer. Üben Sie die Trainingsroutine drei bis viermal wöchentlich solange bis Sie den Test vollständig und problemlos durchführen können.

3. Sobald Sie in der Lage sind den Kernstabilitätstest abzuschließen, sind Sie dazu bereit auf die Beginner- und Fortgeschrittenen-

Kernstabilitätsübungen überzugehen, die andere Bereiche Ihres Rumpfs trainieren.

ÜBUNGEN ZUR KÖRPERHALTUNG

1. Übungen zur Körperhaltung stärken zusätzlich die Muskeln um Ihre Wirbelsäule herum, was von großem Vorteil in der Behandlung von Skoliose ist.

2. Ein Spiegel oder eine andere Person kann Ihnen dabei behilflich sein zu prüfen, ob Sie alle Übungen auch richtig machen und die Wirbelsäule richtig positioniert ist.

Vorsichtsmaßnahmen fürs Training

Denken Sie daran:

- Hören Sie auf Ihren Körper. Geben Sie ihm genügend Zeit sich dem Training anzupassen.
- Wenn Sie sich nicht wohlfühlen, trainieren Sie nicht.
- Tragen Sie angemessene Kleidung, die Ihre Haut atmen lässt und tragen Sie gute, gemütliche Schuhe, die Ihre Wirbelsäule, Hüften, Knie, Knöchel und Füße stützen.
- Vergessen Sie nicht sich vor den Dehnübungen aufzuwärmen.
- Wenn eine Muskelgruppe nicht völlig gesund ist, vermeiden Sie Dehnübungen für diesen Bereich und konzentrieren Sie sich stattdessen auf die Genesung und Rehabilitierung.
- Wenn Sie während des Trainings Schmerzen verspüren, die nach 15 Minuten nicht verschwinden, hören Sie mit dem Training auf und rufen Sie Ihren Arzt an.
- Überfordern Sie sich nicht.
- Das Abkühlen und die Stretching-Übungen nach dem Training oder der körperlichen Aktivität sind genauso wichtig wie das Aufwärmen.
- Verzichten Sie auf heftiges Training bei Hitzewellen und feuchtem Wetter.

- Trinken Sie viel vor, während und nach dem Training.

Planen Sie Ihr Workout

Ein ausgeglichenes Trainingsprogramm kann Ihre allgemeine Gesundheit und Ihre Ausdauer verbessern sowie auch Ihr emotionales Wohlbefinden steigern. Ihr Trainingsplan sollte Ihren Bedürfnissen, Zielen und Ihrem Lebensstil angepasst sein.

Als Erstes sollten Sie Ihre Situation bewerten:

- Wie viel Zeit können Sie täglich dem Training widmen?
  Falls Sie eine arbeitende Person sind und sich um Ihre physische Kraft sorgen, kann ich Ihnen mitteilen, dass Wissenschaftler herausgefunden haben, dass Sie dank des Trainings an Wochentagen produktiver und glücklicher sein werden und auch weniger unter Stress leiden werden.

- Welche Art von physischer Aktivität macht Ihnen am meisten Spaß?
  Die Aktivitäten, die Ihnen Spaß machen sind nämlich auch die Besten für Sie.

- Wo werden Sie trainieren?
  Suchen Sie sich den besten Ort für Ihr Training und die Ausführung Ihres Plans.

- Welche Art von Ausrüstung benötigen Sie für Ihr Training?
  Manchmal kann die Ausrüstung ziemlich einfach sein, ein Ball, ein Tisch, doch was Sie damit machen, kann äußerst vorteilhaft für Sie sein.

Erstellen Sie sich einen wöchentlichen Übungsplan um Ihr Ziel jeden Monat zu erreichen und Ihre Aktivitäten Ihrer Laune, Ihren Gefühlen und Ihrem Zeitplan anzupassen.

Es folgt das Beispiel eines wöchentlichen Übungsplans. Lesen Sie Kapitel 14-18 in „Ihr Plan für eine natürliche Behandlung und Vorbeugung von Skoliose", es wird Ihnen helfen Ihren Körper besser zu verstehen und einen Übungsplan zu erstellen.

Denken Sie immer daran Aufwärmübungen vor dem Training und Entspannungsübungen nach dem Training von 10 Minuten zu machen.

Die körperlichen Aktivitäten, die Sie auf jeden Fall in Ihren Skoliose-Übungsplan mit einbeziehen sollten, sind:

- Radfahren
- stationäre Übungen
- Wasseraktivitäten, wie z.B. Schwimmen
- zügiges Gehen
- Treppensteigen
- Yoga oder Pilates

Das einzige schlechte Training ist jenes, das nicht stattgefunden hat.

Setzen Sie sich Wochenziele

Am Anfang jeder Woche besitzt Ihr Tagebuch einen Bereich in den Sie nutritive und Trainingsziele eintragen können. Diese Ziele sollten spezifisch und messbar sein. Zum Beispiel, anstatt „weniger Süßigkeiten essen" zu schreiben, nehmen Sie sich vor „eine Süßigkeit pro Tag" zu vernaschen oder „von Cola auf Mineralwasser" umzusteigen. Anstatt einfach zu schreiben „mehr Sport treiben", vermerken Sie „Level 1 Plank Holding für 60 Sekunden" oder „2 weitere Dehnübungen zur Ausbalancierung des Körpers hinzufügen".

Treffen Sie keine drastischen Entscheidungen! Wenn Sie daran gewohnt sind eine Schüssel Reis oder Brot zum Abendessen zu essen, dann sollten Sie diese Nahrungsmittel nicht einfach so aus Ihrer Ernährung streichen; stattdessen setzen Sie sich zum Ziel täglich nur eine halbe Portion zu verzehren, dies wäre ein besseres Ziel. Wenn Sie sonst zweimal wöchentlich Sport treiben, dann sollten Sie versuchen es auf dreimal wöchentlich zu erhöhen und nicht sofort auf sechs übergehen.

Sie müssen sich nicht überfordern und versuchen jede Woche neue Höhen zu erreichen. Manchmal ist es sogar gut sich an nur ein Ziel wochenlang, oder sogar für mehrere Monate zu halten, sogar solange bis Ihnen die Übungen zur Gewohnheit werden und Sie bereit für das nächste Niveau sind. Es wird dann jedoch wieder Zeiten geben, wenn Sie bereit sein werden sich wahrhaftig herauszufordern, vielleicht ist dies die Woche in der Sie alle Frühstücke Ihrem Metabolic Type® anpassen werden. Sie müssen natürlich auch Ihren Charakter berücksichtigen, wo es für einige Menschen vollkommen ausreicht sich kleine Ziele zu setzen, lieben andere wiederum große Herausforderungen.

Wochent-age	Training	Intensität	Dauer	Monatsziel
Montag	Radfahren	leicht	15 - 30 min	40 min
Dienstag	4 Dehnübungen zur Ausbalancierung des Körpers, 4 Kernstabilitätsübungen und 3 Übungen zur Körperhaltung	Folgen Sie der DVD und den Anweisungen im Buch.		
Mittwoch	Schwimmen	leicht	15 - 30 min	40 min
Donnerstag	4 Dehnübungen zur Ausbalancierung des Körpers, 4 Kernstabilitätsübungen und 3 Übungen zur Körperhaltung	Folgen Sie der DVD und den Anweisungen im Buch.		
Freitag	Yoga	moderat	15 - 30 min	40 min
Samstag	Ruhetag			
Sonntag	4 Dehnübungen zur Ausbalancierung des Körpers, 4 Kernstabilitätsübungen und 3 Übungen zur Körperhaltung	Folgen Sie der DVD und den Anweisungen im Buch.		

TEIL 2 Ihr Skoliose-Erfolgstagebuch Tag für Tag

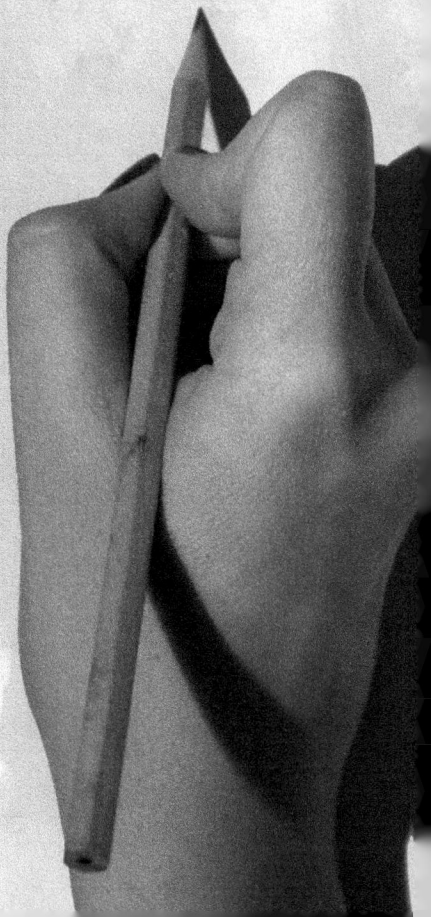

Umgestaltung der Wirbelsäule – Wöchentliche Zusammenfassung

Startdatum _____

Metabolic type ○ Kohlenhydrat-Typen ○ Mischformen ○ Protein-Typen

Skolioseverkrümmung _____ ○ S-Form ○ C-Form

Cobbwinkel _____ (falls zutreffend)

BMI-Ausgangspunkt : _____

○ Untergewichtig ○ Normal ○ Übergewichtig

Wöchentliche Zusammenfassung für 12 Wochen	Ausgangspunkt	Woche 1	Woche 2	Woche 3	Woche 4	Woche 5	Woche 6	Woche 7	Woche 8	Woche 9	Woche 10	Woche 11	Woche 12	Fortschritt nach 12 Wochen
Größe (Inch oder Meter)		N/A	N/A		N/A	N/A	N/A	N/A		N/A	N/A	N/A		
Gewicht (Pfunde oder Kilos)		N/A	N/A	N/A		N/A	N/A	N/A		N/A	N/A	N/A		
BMI		N/A	N/A	N/A	N/A	N/A	N/A	N/A	N/A	N/A	N/A	N/A	N/A	
Winkel der Rumpfdrehung (Angle of Trunk Rotation [ATR]) gemessen mit ScolioTrack		N/A	N/A	N/A	N/A	N/A	N/A	N/A	N/A	N/A	N/A	N/A		
Haben Sie vor kurzem ein Röntgenbild Ihrer Wirbelsäule gemacht?	☐ Ja ☐ Nein	N/A	N/A	N/A	N/A	N/A	N/A	N/A	N/A	N/A	N/A	N/A	N/A	
Haben Sie die Symptome Ihrer Skoliose markiert?	☐ Ja ☐ Nein	N/A	N/A	N/A	☐ Ja ☐ Nein	N/A	N/A	N/A	☐ Ja ☐Nein	N/A	N/A	N/A	☐ Ja ☐ Nein	
Haben Sie Ihre Triggerpunkte markiert?	☐ Ja ☐ Nein	N/A	N/A	N/A	☐ Ja ☐ Nein	N/A	N/A	N/A	☐ Ja ☐Nein	N/A	N/A	N/A	☐ Ja ☐ Nein	

Erste Woche: Skoliose-Karte

Lesen Sie Kapitel 12 in *„Ihr Plan für eine natürliche Behandlung und Vorbeugung von Skoliose"* um zu lernen, wie Sie Ihre Skoliose einzeichnen können. Indem Sie sich mit Skoliose vertraut machen und sehen, wo sich Ihre Wirbelsäule biegt, können Sie auch feststellen welche Übungen für Sie geeignet sind.

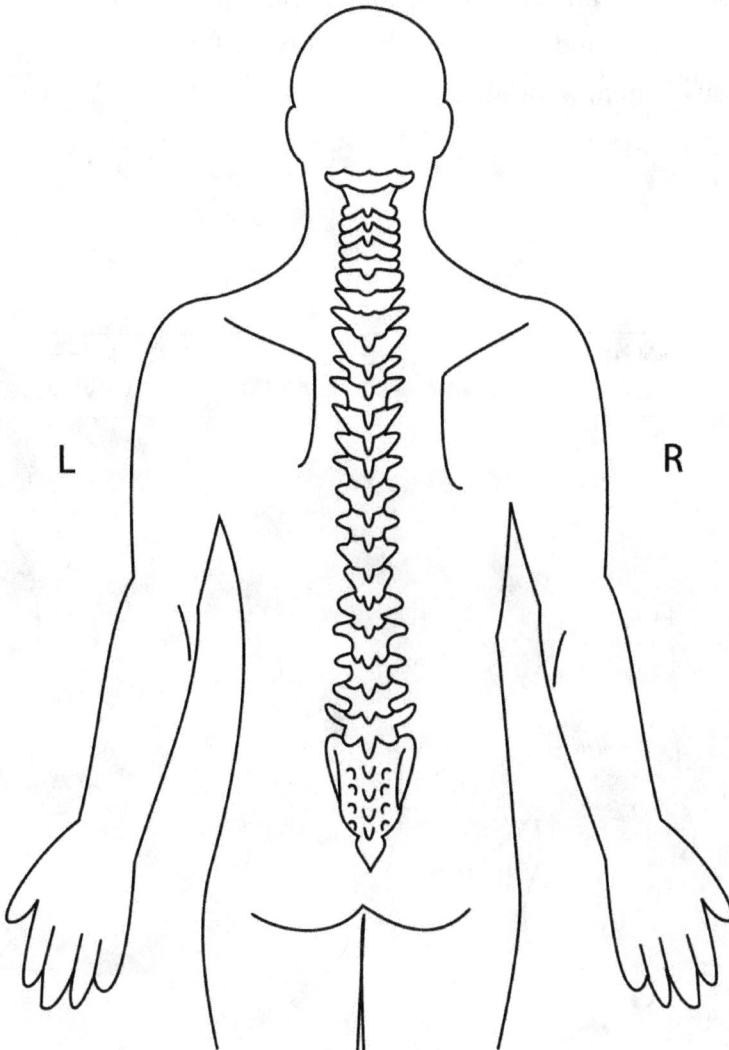

L   R

Rückansicht

Erste Woche: Bewertung der Skoliose-Symptome

Um Ihre Skoliose heilen zu können, müssen Sie feststellen welche Muskeln genau davon betroffen sind und die Bereiche Ihres Rückens markieren, in denen Sie meisten Schmerzen, Taubheit und Kribbeln verspüren. In *„Ihr Plan für eine natürliche Behandlung und Vorbeugung von Skoliose"* können Sie lernen wie genau Sie die Symptome Ihrer Skoliose markieren können. Sie sollten dies alle vier Wochen tun, um den Fortschritt und jegliche Veränderungen Ihrer Symptome genau sehen zu können, während Sie Ihre Skoliose kurieren.

Symbol	Taubheit	Kribbeln	Spannung	Schmerzen
	OOOOO	●●●●●	XXXXX	VVVVV

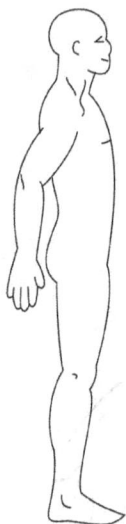
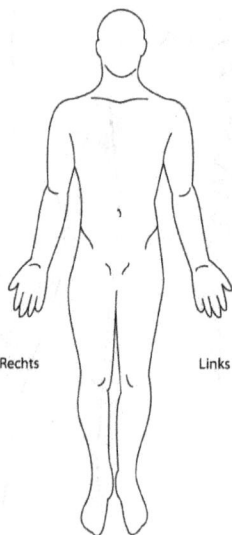
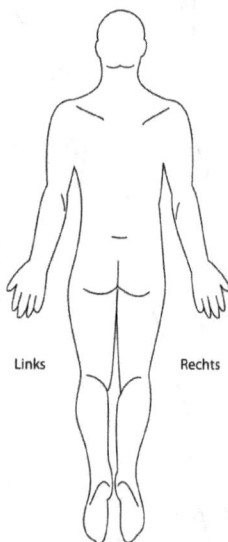
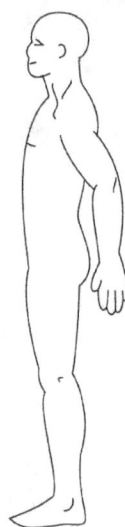

Rechts   Links   Links   Rechts

Rechts   Vorne   Hinten   Links

Erste Woche: Markierung der Triggerpunkte

Lesen Sie Kapitel 17. "Mit Skoliose leben" in *„Ihr Plan für eine natürliche Behandlung und Vorbeugung von Skoliose"* um zu lernen wie sie Ihre Triggerpunkte markieren können. Behandeln Sie diese 2-3-mal die Woche um Fortschritte in Muskelbalance und Schmerzlinderung zu erkennen. Füllen Sie das Triggerpunktdiagramm alle 4 Wochen aus um Ihre Fortschritte zu sehen.

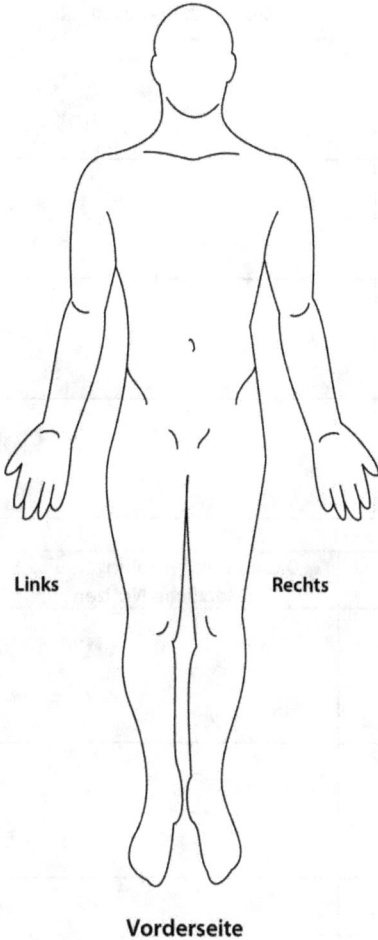

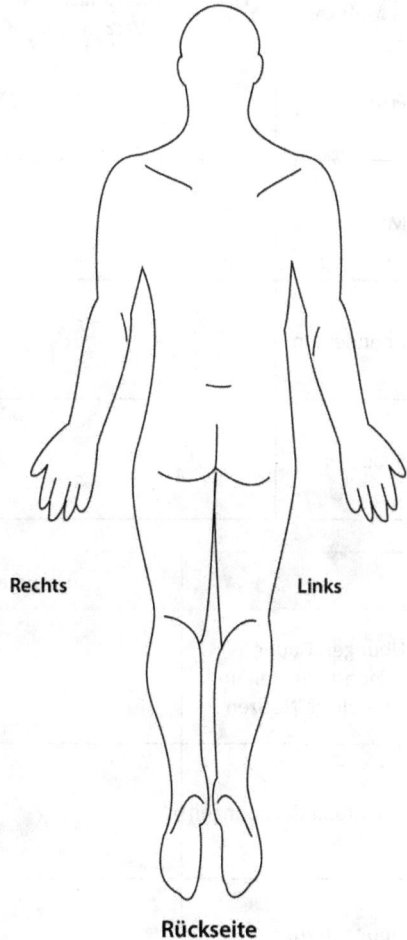

Links   Rechts   Rechts   Links

Vorderseite   Rückseite

ERNÄHRUNGS- UND ÜBUNGSTAGEBUCH   WOCHE 1 / TAG 1

Datum : _____

Ernährungs- und Übungsziele : _____

_____

_____

_____

_____

Mahlzeit	Liste der Nahrungsmittel, die Sie verzehrten	Zusätzliche Notizen
Frühstück		
Mittagessen		
Abendessen		
Snack		

	Übungen	Dauer, Wiederholungen und zusätzliche Notizen
Übungen Dauer, Wiederholungen und zusätzliche Notizen		
Kernstabilitätsübungen		
Übungen zur Körperhaltung		

> „Wenn mir jemand „nein" sagt, bedeutet dies nicht, dass ich etwas nicht kann, es bedeutet nur, dass ich es nicht gemeinsam mit dieser Person tun kann."
> Karen E. Quinones Miller

Ernährungs-Eintragsformular	☐ Frühstück ☐ Mittagessen ☐ Abendessen	
Reaktionen nach der Mahlzeit	Gut	Schlecht
Appetit Völlegefühl / Sättigung Heißhunger	Nach der Mahlzeit... ☐ Völlegefühl, Sättigung ☐ hatte kein Heißhunger auf Süßes ☐ kein Verlangen nach weiterer Nahrung ☐ wurde nicht bald danach hungrig ☐ musste keine Zwischenmahlzeit vor der nächsten Hauptmahlzeit zu mir nehmen	Nach der Mahlzeit... ☐ habe Völlegefühl, bin aber noch hungrig ☐ fühle mich nicht gesättigt, als hätte irgendwas in der Mahlzeit gefehlt ☐ habe Verlangen nach Süßem ☐ habe bald nach dem Essen wieder Hunger ☐ muss kleine Snacks zwischen den Mahlzeiten essen
Energie	Normale Energieaufnahme durch Mahlzeit: ☐ Energie nach dem Essen wiederhergestellt ☐ habe ein gutes, normales und andauerndes Gefühl von Energie und Wohlbefinden	Réponse énergétique faible après un repas: ☐ zu viel oder zu wenig Energie ☐ werde hyperaktiv, nervös oder zitterig ☐ bin hyperaktiv, fühle mich aber unterschwellig erschöpft ☐ Energieabfall, Müdigkeit, Erschöpfung, Schläfrigkeit, Trägheit, Lethargie oder Lustlosigkeit
Geistiges Wohlbefinden	Normale Auswirkungen: ☐ gesteigertes Wohlbefinden ☐ Gefühl, wieder aufgeladen und wiederhergestellt zu sein ☐ gehobene Gefühlslage ☐ gesteigerte Klarheit und Scharfsinn ☐ Normalisierung der Denkprozesse	Schlechte Auswirkungen: ☐ geistig langsam, träge, benommen ☐ Unfähigkeit klar oder schnell zu denken ☐ hyperaktiv, schnelle Gedankensprünge ☐ Unfähigkeit sich zu Konzentrieren oder die Aufmerksamkeit zu halten ☐ zu schwache Stimmungen: Apathie, Depressionen, Traurigkeit ☐ zu übertriebene Stimmungen: ängstlich, besessen, angsterfüllt, wütend, reizbar, etc.

ERNÄHRUNGS- UND ÜBUNGSTAGEBUCH WOCHE 1 / TAG 2

Datum : _____

Ernährungs- und Übungsziele : _____

_____

_____

_____

_____

Mahlzeit	Liste der Nahrungsmittel, die Sie verzehrten	Zusätzliche Notizen
Frühstück		
Mittagessen		
Abendessen		
Snack		

	Übungen	Dauer, Wiederholungen und zusätzliche Notizen
Übungen Dauer, Wiederholungen und zusätzliche Notizen		
Kernstabilitätsübungen		
Übungen zur Körperhaltung		

„Glauben sie daran, dass Ihr Leben lebenswert ist und Ihr Glaube wird Wahrheit werden"
William James

Ernährungs-Eintragsformular ☐ Frühstück ☐ Mittagessen ☐ Abendessen		
Reaktionen nach der Mahlzeit	Gut	Schlecht
Appetit Völlegefühl / Sättigung Heißhunger	Nach der Mahlzeit... ☐ Völlegefühl, Sättigung ☐ hatte kein Heißhunger auf Süßes ☐ kein Verlangen nach weiterer Nahrung ☐ wurde nicht bald danach hungrig ☐ musste keine Zwischenmahlzeit vor der nächsten Hauptmahlzeit zu mir nehmen	Nach der Mahlzeit... ☐ habe Völlegefühl, bin aber noch hungrig ☐ fühle mich nicht gesättigt, als hätte irgendwas in der Mahlzeit gefehlt ☐ habe Verlangen nach Süßem ☐ habe bald nach dem Essen wieder Hunger ☐ muss kleine Snacks zwischen den Mahlzeiten essen
Energie	Normale Energieaufnahme durch Mahlzeit: ☐ Energie nach dem Essen wiederhergestellt ☐ habe ein gutes, normales und andauerndes Gefühl von Energie und Wohlbefinden	Réponse énergétique faible après un repas: ☐ zu viel oder zu wenig Energie ☐ werde hyperaktiv, nervös oder zitterig ☐ bin hyperaktiv, fühle mich aber unterschwellig erschöpft ☐ Energieabfall, Müdigkeit, Erschöpfung, Schläfrigkeit, Trägheit, Lethargie oder Lustlosigkeit
Geistiges Wohlbefinden	Normale Auswirkungen: ☐ gesteigertes Wohlbefinden ☐ Gefühl, wieder aufgeladen und wiederhergestellt zu sein ☐ gehobene Gefühlslage ☐ gesteigerte Klarheit und Scharfsinn ☐ Normalisierung der Denkprozesse	Schlechte Auswirkungen: ☐ geistig langsam, träge, benommen ☐ Unfähigkeit klar oder schnell zu denken ☐ hyperaktiv, schnelle Gedankensprünge ☐ Unfähigkeit sich zu Konzentrieren oder die Aufmerksamkeit zu halten ☐ zu schwache Stimmungen: Apathie, Depressionen, Traurigkeit ☐ zu übertriebene Stimmungen: ängstlich, besessen, angsterfüllt, wütend, reizbar, etc.

ERNÄHRUNGS- UND ÜBUNGSTAGEBUCH

WOCHE 1 / TAG 3

Datum : _____

Ernährungs- und Übungsziele : _____

_____

_____

_____

_____

Mahlzeit	Liste der Nahrungsmittel, die Sie verzehrten	Zusätzliche Notizen
Frühstück		
Mittagessen		
Abendessen		
Snack		

	Übungen	Dauer, Wiederholungen und zusätzliche Notizen
Übungen Dauer, Wiederholungen und zusätzliche Notizen		
Kernstabilitätsübungen		
Übungen zur Körperhaltung		

> „Ihre jetzige Situation bestimmt Ihr Ziel nicht, sondern legt lediglich den Anfangspunkt fest. "
> Nido Qubein

Ernährungs-Eintragsformular	☐ Frühstück	☐ Mittagessen	☐ Abendessen

Reaktionen nach der Mahlzeit	Gut	Schlecht
Appetit Völlegefühl / Sättigung Heißhunger	Nach der Mahlzeit... ☐ Völlegefühl, Sättigung ☐ hatte kein Heißhunger auf Süßes ☐ kein Verlangen nach weiterer Nahrung ☐ wurde nicht bald danach hungrig ☐ musste keine Zwischenmahlzeit vor der nächsten Hauptmahlzeit zu mir nehmen	Nach der Mahlzeit... ☐ habe Völlegefühl, bin aber noch hungrig ☐ fühle mich nicht gesättigt, als hätte irgendwas in der Mahlzeit gefehlt ☐ habe Verlangen nach Süßem ☐ habe bald nach dem Essen wieder Hunger ☐ muss kleine Snacks zwischen den Mahlzeiten essen
Energie	Normale Energieaufnahme durch Mahlzeit: ☐ Energie nach dem Essen wiederhergestellt ☐ habe ein gutes, normales und andauerndes Gefühl von Energie und Wohlbefinden	Réponse énergétique faible après un repas: ☐ zu viel oder zu wenig Energie ☐ werde hyperaktiv, nervös oder zitterig ☐ bin hyperaktiv, fühle mich aber unterschwellig erschöpft ☐ Energieabfall, Müdigkeit, Erschöpfung, Schläfrigkeit, Trägheit, Lethargie oder Lustlosigkeit
Geistiges Wohlbefinden	Normale Auswirkungen: ☐ gesteigertes Wohlbefinden ☐ Gefühl, wieder aufgeladen und wiederhergestellt zu sein ☐ gehobene Gefühlslage ☐ gesteigerte Klarheit und Scharfsinn ☐ Normalisierung der Denkprozesse	Schlechte Auswirkungen: ☐ geistig langsam, träge, benommen ☐ Unfähigkeit klar oder schnell zu denken ☐ hyperaktiv, schnelle Gedankensprünge ☐ Unfähigkeit sich zu Konzentrieren oder die Aufmerksamkeit zu halten ☐ zu schwache Stimmungen: Apathie, Depressionen, Traurigkeit ☐ zu übertriebene Stimmungen: ängstlich, besessen, angsterfüllt, wütend, reizbar, etc.

ERNÄHRUNGS- UND ÜBUNGSTAGEBUCH

WOCHE 1 / TAG 4

Datum : _____

Ernährungs- und Übungsziele : _____

_____

_____

_____

_____

Mahlzeit	Liste der Nahrungsmittel, die Sie verzehrten	Zusätzliche Notizen
Frühstück		
Mittagessen		
Abendessen		
Snack		

	Übungen	Dauer, Wiederholungen und zusätzliche Notizen
Übungen Dauer, Wiederholungen und zusätzliche Notizen		
Kernstabilitätsübungen		
Übungen zur Körperhaltung		

„Bestimmen sie zuerst wer Sie sein möchten und tun Sie dann, was getan werden muss."
Epictetus

Ernährungs-Eintragsformular	☐ Frühstück	☐ Mittagessen ☐ Abendessen
Reaktionen nach der Mahlzeit	Gut	Schlecht
Appetit Völlegefühl / Sättigung Heißhunger	Nach der Mahlzeit... ☐ Völlegefühl, Sättigung ☐ hatte kein Heißhunger auf Süßes ☐ kein Verlangen nach weiterer Nahrung ☐ wurde nicht bald danach hungrig ☐ musste keine Zwischenmahlzeit vor der nächsten Hauptmahlzeit zu mir nehmen	Nach der Mahlzeit... ☐ habe Völlegefühl, bin aber noch hungrig ☐ fühle mich nicht gesättigt, als hätte irgendwas in der Mahlzeit gefehlt ☐ habe Verlangen nach Süßem ☐ habe bald nach dem Essen wieder Hunger ☐ muss kleine Snacks zwischen den Mahlzeiten essen
Energie	Normale Energieaufnahme durch Mahlzeit: ☐ Energie nach dem Essen wiederhergestellt ☐ habe ein gutes, normales und andauerndes Gefühl von Energie und Wohlbefinden	Réponse énergétique faible après un repas: ☐ zu viel oder zu wenig Energie ☐ werde hyperaktiv, nervös oder zitterig ☐ bin hyperaktiv, fühle mich aber unterschwellig erschöpft ☐ Energieabfall, Müdigkeit, Erschöpfung, Schläfrigkeit, Trägheit, Lethargie oder Lustlosigkeit
Geistiges Wohlbefinden	Normale Auswirkungen: ☐ gesteigertes Wohlbefinden ☐ Gefühl, wieder aufgeladen und wiederhergestellt zu sein ☐ gehobene Gefühlslage ☐ gesteigerte Klarheit und Scharfsinn ☐ Normalisierung der Denkprozesse	Schlechte Auswirkungen: ☐ geistig langsam, träge, benommen ☐ Unfähigkeit klar oder schnell zu denken ☐ hyperaktiv, schnelle Gedankensprünge ☐ Unfähigkeit sich zu Konzentrieren oder die Aufmerksamkeit zu halten ☐ zu schwache Stimmungen: Apathie, Depressionen, Traurigkeit ☐ zu übertriebene Stimmungen: ängstlich, besessen, angsterfüllt, wütend, reizbar, etc.

ERNÄHRUNGS- UND ÜBUNGSTAGEBUCH WOCHE 1 / TAG 5

Datum : _____

Ernährungs- und Übungsziele : _____

_____

_____

_____

Mahlzeit	Liste der Nahrungsmittel, die Sie verzehrten	Zusätzliche Notizen
Frühstück		
Mittagessen		
Abendessen		
Snack		

	Übungen	Dauer, Wiederholungen und zusätzliche Notizen
Übungen Dauer, Wiederholungen und zusätzliche Notizen		
Kernstabilitätsübungen		
Übungen zur Körperhaltung		

„Was uns nicht umbringt, macht uns stärker." - Friedrich Nietzsche

Ernährungs-Eintragsformular	☐ Frühstück	☐ Mittagessen	☐ Abendessen

Reaktionen nach der Mahlzeit	Gut	Schlecht
Appetit Völlegefühl / Sättigung Heißhunger	Nach der Mahlzeit... ☐ Völlegefühl, Sättigung ☐ hatte kein Heißhunger auf Süßes ☐ kein Verlangen nach weiterer Nahrung ☐ wurde nicht bald danach hungrig ☐ musste keine Zwischenmahlzeit vor der nächsten Hauptmahlzeit zu mir nehmen	Nach der Mahlzeit... ☐ habe Völlegefühl, bin aber noch hungrig ☐ fühle mich nicht gesättigt, als hätte irgendwas in der Mahlzeit gefehlt ☐ habe Verlangen nach Süßem ☐ habe bald nach dem Essen wieder Hunger ☐ muss kleine Snacks zwischen den Mahlzeiten essen
Energie	Normale Energieaufnahme durch Mahlzeit: ☐ Energie nach dem Essen wiederhergestellt ☐ habe ein gutes, normales und andauerndes Gefühl von Energie und Wohlbefinden	Réponse énergétique faible après un repas: ☐ zu viel oder zu wenig Energie ☐ werde hyperaktiv, nervös oder zitterig ☐ bin hyperaktiv, fühle mich aber unterschwellig erschöpft ☐ Energieabfall, Müdigkeit, Erschöpfung, Schläfrigkeit, Trägheit, Lethargie oder Lustlosigkeit
Geistiges Wohlbefinden	Normale Auswirkungen: ☐ gesteigertes Wohlbefinden ☐ Gefühl, wieder aufgeladen und wiederhergestellt zu sein ☐ gehobene Gefühlslage ☐ gesteigerte Klarheit und Scharfsinn ☐ Normalisierung der Denkprozesse	Schlechte Auswirkungen: ☐ geistig langsam, träge, benommen ☐ Unfähigkeit klar oder schnell zu denken ☐ hyperaktiv, schnelle Gedankensprünge ☐ Unfähigkeit sich zu Konzentrieren oder die Aufmerksamkeit zu halten ☐ zu schwache Stimmungen: Apathie, Depressionen, Traurigkeit ☐ zu übertriebene Stimmungen: ängstlich, besessen, angsterfüllt, wütend, reizbar, etc.

ERNÄHRUNGS- UND ÜBUNGSTAGEBUCH WOCHE 1 / TAG 6

Datum : _____

Ernährungs- und Übungsziele : _____

_____

_____

_____

Mahlzeit	Liste der Nahrungsmittel, die Sie verzehrten	Zusätzliche Notizen
Frühstück		
Mittagessen		
Abendessen		
Snack		

	Übungen	Dauer, Wiederholungen und zusätzliche Notizen
Übungen Dauer, Wiederholungen und zusätzliche Notizen		
Kernstabilitätsübungen		
Übungen zur Körperhaltung		

„Ein Leben in dem Sie Fehler machten ist nicht nur würdevoller, sondern auch lebenswerter als sein Leben nichtstuend zu verbringen" - George Bernhard Shaw

Ernährungs-Eintragsformular	☐ Frühstück ☐ Mittagessen ☐ Abendessen	
Reaktionen nach der Mahlzeit	Gut	Schlecht
Appetit Völlegefühl / Sättigung Heißhunger	Nach der Mahlzeit... ☐ Völlegefühl, Sättigung ☐ hatte kein Heißhunger auf Süßes ☐ kein Verlangen nach weiterer Nahrung ☐ wurde nicht bald danach hungrig ☐ musste keine Zwischenmahlzeit vor der nächsten Hauptmahlzeit zu mir nehmen	Nach der Mahlzeit... ☐ habe Völlegefühl, bin aber noch hungrig ☐ fühle mich nicht gesättigt, als hätte irgendwas in der Mahlzeit gefehlt ☐ habe Verlangen nach Süßem ☐ habe bald nach dem Essen wieder Hunger ☐ muss kleine Snacks zwischen den Mahlzeiten essen
Energie	Normale Energieaufnahme durch Mahlzeit: ☐ Energie nach dem Essen wiederhergestellt ☐ habe ein gutes, normales und andauerndes Gefühl von Energie und Wohlbefinden	Réponse énergétique faible après un repas: ☐ zu viel oder zu wenig Energie ☐ werde hyperaktiv, nervös oder zitterig ☐ bin hyperaktiv, fühle mich aber unterschwellig erschöpft ☐ Energieabfall, Müdigkeit, Erschöpfung, Schläfrigkeit, Trägheit, Lethargie oder Lustlosigkeit
Geistiges Wohlbefinden	Normale Auswirkungen: ☐ gesteigertes Wohlbefinden ☐ Gefühl, wieder aufgeladen und wiederhergestellt zu sein ☐ gehobene Gefühlslage ☐ gesteigerte Klarheit und Scharfsinn ☐ Normalisierung der Denkprozesse	Schlechte Auswirkungen: ☐ geistig langsam, träge, benommen ☐ Unfähigkeit klar oder schnell zu denken ☐ hyperaktiv, schnelle Gedankensprünge ☐ Unfähigkeit sich zu Konzentrieren oder die Aufmerksamkeit zu halten ☐ zu schwache Stimmungen: Apathie, Depressionen, Traurigkeit ☐ zu übertriebene Stimmungen: ängstlich, besessen, angsterfüllt, wütend, reizbar, etc.

ERNÄHRUNGS- UND ÜBUNGSTAGEBUCH WOCHE 1 / TAG 7

Datum : _____

Ernährungs- und Übungsziele : _____

_____

_____

_____

_____

Mahlzeit	Liste der Nahrungsmittel, die Sie verzehrten	Zusätzliche Notizen
Frühstück		
Mittagessen		
Abendessen		
Snack		

	Übungen	Dauer, Wiederholungen und zusätzliche Notizen
Übungen Dauer, Wiederholungen und zusätzliche Notizen		
Kernstabilitätsübungen		
Übungen zur Körperhaltung		

„Im Leben geht es nicht darum sich zu finden, es geht darum sich zu kreieren." - George Bernhard Shaw

Ernährungs-Eintragsformular	☐ Frühstück	☐ Mittagessen	☐ Abendessen
Reaktionen nach der Mahlzeit	Gut		Schlecht
Appetit Völlegefühl / Sättigung Heißhunger	Nach der Mahlzeit... ☐ Völlegefühl, Sättigung ☐ hatte kein Heißhunger auf Süßes ☐ kein Verlangen nach weiterer Nahrung ☐ wurde nicht bald danach hungrig ☐ musste keine Zwischenmahlzeit vor der nächsten Hauptmahlzeit zu mir nehmen		Nach der Mahlzeit... ☐ habe Völlegefühl, bin aber noch hungrig ☐ fühle mich nicht gesättigt, als hätte irgendwas in der Mahlzeit gefehlt ☐ habe Verlangen nach Süßem ☐ habe bald nach dem Essen wieder Hunger ☐ muss kleine Snacks zwischen den Mahlzeiten essen
Energie	Normale Energieaufnahme durch Mahlzeit: ☐ Energie nach dem Essen wiederhergestellt ☐ habe ein gutes, normales und andauerndes Gefühl von Energie und Wohlbefinden		Réponse énergétique faible après un repas: ☐ zu viel oder zu wenig Energie ☐ werde hyperaktiv, nervös oder zitterig ☐ bin hyperaktiv, fühle mich aber unterschwellig erschöpft ☐ Energieabfall, Müdigkeit, Erschöpfung, Schläfrigkeit, Trägheit, Lethargie oder Lustlosigkeit
Geistiges Wohlbefinden	Normale Auswirkungen: ☐ gesteigertes Wohlbefinden ☐ Gefühl, wieder aufgeladen und wiederhergestellt zu sein ☐ gehobene Gefühlslage ☐ gesteigerte Klarheit und Scharfsinn ☐ Normalisierung der Denkprozesse		Schlechte Auswirkungen: ☐ geistig langsam, träge, benommen ☐ Unfähigkeit klar oder schnell zu denken ☐ hyperaktiv, schnelle Gedankensprünge ☐ Unfähigkeit sich zu Konzentrieren oder die Aufmerksamkeit zu halten ☐ zu schwache Stimmungen: Apathie, Depressionen, Traurigkeit ☐ zu übertriebene Stimmungen: ängstlich, besessen, angsterfüllt, wütend, reizbar, etc.

ERNÄHRUNGS- UND ÜBUNGSTAGEBUCH WOCHE 2 / TAG 8

Datum : _____

Ernährungs- und Übungsziele : _____

_____

_____

_____

_____

Mahlzeit	Liste der Nahrungsmittel, die Sie verzehrten	Zusätzliche Notizen
Frühstück		
Mittagessen		
Abendessen		
Snack		

	Übungen	Dauer, Wiederholungen und zusätzliche Notizen
Übungen Dauer, Wiederholungen und zusätzliche Notizen		
Kernstabilitätsübungen		
Übungen zur Körperhaltung		

„Selbst eine Reise von tausenden Kilometern, beginnt mit einem einzigen Schritt." - Lao Tzu

Ernährungs-Eintragsformular	☐ Frühstück ☐ Mittagessen ☐ Abendessen	
Reaktionen nach der Mahlzeit	Gut	Schlecht
Appetit Völlegefühl / Sättigung Heißhunger	Nach der Mahlzeit... ☐ Völlegefühl, Sättigung ☐ hatte kein Heißhunger auf Süßes ☐ kein Verlangen nach weiterer Nahrung ☐ wurde nicht bald danach hungrig ☐ musste keine Zwischenmahlzeit vor der nächsten Hauptmahlzeit zu mir nehmen	Nach der Mahlzeit... ☐ habe Völlegefühl, bin aber noch hungrig ☐ fühle mich nicht gesättigt, als hätte irgendwas in der Mahlzeit gefehlt ☐ habe Verlangen nach Süßem ☐ habe bald nach dem Essen wieder Hunger ☐ muss kleine Snacks zwischen den Mahlzeiten essen
Energie	Normale Energieaufnahme durch Mahlzeit: ☐ Energie nach dem Essen wiederhergestellt ☐ habe ein gutes, normales und andauerndes Gefühl von Energie und Wohlbefinden	Réponse énergétique faible après un repas: ☐ zu viel oder zu wenig Energie ☐ werde hyperaktiv, nervös oder zitterig ☐ bin hyperaktiv, fühle mich aber unterschwellig erschöpft ☐ Energieabfall, Müdigkeit, Erschöpfung, Schläfrigkeit, Trägheit, Lethargie oder Lustlosigkeit
Geistiges Wohlbefinden	Normale Auswirkungen: ☐ gesteigertes Wohlbefinden ☐ Gefühl, wieder aufgeladen und wiederhergestellt zu sein ☐ gehobene Gefühlslage ☐ gesteigerte Klarheit und Scharfsinn ☐ Normalisierung der Denkprozesse	Schlechte Auswirkungen: ☐ geistig langsam, träge, benommen ☐ Unfähigkeit klar oder schnell zu denken ☐ hyperaktiv, schnelle Gedankensprünge ☐ Unfähigkeit sich zu Konzentrieren oder die Aufmerksamkeit zu halten ☐ zu schwache Stimmungen: Apathie, Depressionen, Traurigkeit ☐ zu übertriebene Stimmungen: ängstlich, besessen, angsterfüllt, wütend, reizbar, etc.

ERNÄHRUNGS- UND ÜBUNGSTAGEBUCH WOCHE 2 / TAG 9

Datum : _____

Ernährungs- und Übungsziele : _____

_____

_____

_____

_____

Mahlzeit	Liste der Nahrungsmittel, die Sie verzehrten	Zusätzliche Notizen
Frühstück		
Mittagessen		
Abendessen		
Snack		

	Übungen	Dauer, Wiederholungen und zusätzliche Notizen
Übungen Dauer, Wiederholungen und zusätzliche Notizen		
Kernstabilitätsübungen		
Übungen zur Körperhaltung		

„Man lebt nur einmal, doch wenn man es richtig macht, reicht einmal vollkommen aus." - Mae West

Ernährungs-Eintragsformular	☐ Frühstück ☐ Mittagessen ☐ Abendessen	
Reaktionen nach der Mahlzeit	Gut	Schlecht
Appetit Völlegefühl / Sättigung Heißhunger	Nach der Mahlzeit... ☐ Völlegefühl, Sättigung ☐ hatte kein Heißhunger auf Süßes ☐ kein Verlangen nach weiterer Nahrung ☐ wurde nicht bald danach hungrig ☐ musste keine Zwischenmahlzeit vor der nächsten Hauptmahlzeit zu mir nehmen	Nach der Mahlzeit... ☐ habe Völlegefühl, bin aber noch hungrig ☐ fühle mich nicht gesättigt, als hätte irgendwas in der Mahlzeit gefehlt ☐ habe Verlangen nach Süßem ☐ habe bald nach dem Essen wieder Hunger ☐ muss kleine Snacks zwischen den Mahlzeiten essen
Energie	Normale Energieaufnahme durch Mahlzeit: ☐ Energie nach dem Essen wiederhergestellt ☐ habe ein gutes, normales und andauerndes Gefühl von Energie und Wohlbefinden	Réponse énergétique faible après un repas: ☐ zu viel oder zu wenig Energie ☐ werde hyperaktiv, nervös oder zitterig ☐ bin hyperaktiv, fühle mich aber unterschwellig erschöpft ☐ Energieabfall, Müdigkeit, Erschöpfung, Schläfrigkeit, Trägheit, Lethargie oder Lustlosigkeit
Geistiges Wohlbefinden	Normale Auswirkungen: ☐ gesteigertes Wohlbefinden ☐ Gefühl, wieder aufgeladen und wiederhergestellt zu sein ☐ gehobene Gefühlslage ☐ gesteigerte Klarheit und Scharfsinn ☐ Normalisierung der Denkprozesse	Schlechte Auswirkungen: ☐ geistig langsam, träge, benommen ☐ Unfähigkeit klar oder schnell zu denken ☐ hyperaktiv, schnelle Gedankensprünge ☐ Unfähigkeit sich zu Konzentrieren oder die Aufmerksamkeit zu halten ☐ zu schwache Stimmungen: Apathie, Depressionen, Traurigkeit ☐ zu übertriebene Stimmungen: ängstlich, besessen, angsterfüllt, wütend, reizbar, etc.

ERNÄHRUNGS- UND ÜBUNGSTAGEBUCH   WOCHE 2 / TAG 10

Datum : _____

Ernährungs- und Übungsziele : _____

_____

_____

_____

_____

Mahlzeit	Liste der Nahrungsmittel, die Sie verzehrten	Zusätzliche Notizen
Frühstück		
Mittagessen		
Abendessen		
Snack		

	Übungen	Dauer, Wiederholungen und zusätzliche Notizen
Übungen Dauer, Wiederholungen und zusätzliche Notizen		
Kernstabilitätsübungen		
Übungen zur Körperhaltung		

„Es gibt zwei Wege Ihr Leben zu leben. Einer ist es zu leben als sei nicht ein Wunder.
Der Andere ist als sei alles ein Wunder." - Albert Einstein

Ernährungs-Eintragsformular ☐ Frühstück ☐ Mittagessen ☐ Abendessen		
Reaktionen nach der Mahlzeit	Gut	Schlecht
Appetit Völlegefühl / Sättigung Heißhunger	Nach der Mahlzeit... ☐ Völlegefühl, Sättigung ☐ hatte kein Heißhunger auf Süßes ☐ kein Verlangen nach weiterer Nahrung ☐ wurde nicht bald danach hungrig ☐ musste keine Zwischenmahlzeit vor der nächsten Hauptmahlzeit zu mir nehmen	Nach der Mahlzeit... ☐ habe Völlegefühl, bin aber noch hungrig ☐ fühle mich nicht gesättigt, als hätte irgendwas in der Mahlzeit gefehlt ☐ habe Verlangen nach Süßem ☐ habe bald nach dem Essen wieder Hunger ☐ muss kleine Snacks zwischen den Mahlzeiten essen
Energie	Normale Energieaufnahme durch Mahlzeit: ☐ Energie nach dem Essen wiederhergestellt ☐ habe ein gutes, normales und andauerndes Gefühl von Energie und Wohlbefinden	Réponse énergétique faible après un repas: ☐ zu viel oder zu wenig Energie ☐ werde hyperaktiv, nervös oder zitterig ☐ bin hyperaktiv, fühle mich aber unterschwellig erschöpft ☐ Energieabfall, Müdigkeit, Erschöpfung, Schläfrigkeit, Trägheit, Lethargie oder Lustlosigkeit
Geistiges Wohlbefinden	Normale Auswirkungen: ☐ gesteigertes Wohlbefinden ☐ Gefühl, wieder aufgeladen und wiederhergestellt zu sein ☐ gehobene Gefühlslage ☐ gesteigerte Klarheit und Scharfsinn ☐ Normalisierung der Denkprozesse	Schlechte Auswirkungen: ☐ geistig langsam, träge, benommen ☐ Unfähigkeit klar oder schnell zu denken ☐ hyperaktiv, schnelle Gedankensprünge ☐ Unfähigkeit sich zu Konzentrieren oder die Aufmerksamkeit zu halten ☐ zu schwache Stimmungen: Apathie, Depressionen, Traurigkeit ☐ zu übertriebene Stimmungen: ängstlich, besessen, angsterfüllt, wütend, reizbar, etc.

ERNÄHRUNGS- UND ÜBUNGSTAGEBUCH   WOCHE 2 / TAG 11

Datum : _____

Ernährungs- und Übungsziele : _____

_____

_____

_____

_____

Mahlzeit	Liste der Nahrungsmittel, die Sie verzehrten	Zusätzliche Notizen
Frühstück		
Mittagessen		
Abendessen		
Snack		

	Übungen	Dauer, Wiederholungen und zusätzliche Notizen
Übungen Dauer, Wiederholungen und zusätzliche Notizen		
Kernstabilitätsübungen		
Übungen zur Körperhaltung		

„Um etwas zu schaffen muss man aufhören nur darüber zu reden und anfangen zu handeln."
-- Walt Disney Company

Ernährungs-Eintragsformular	☐ Frühstück	☐ Mittagessen	☐ Abendessen
Reaktionen nach der Mahlzeit	Gut		Schlecht
Appetit Völlegefühl / Sättigung Heißhunger	Nach der Mahlzeit... ☐ Völlegefühl, Sättigung ☐ hatte kein Heißhunger auf Süßes ☐ kein Verlangen nach weiterer Nahrung ☐ wurde nicht bald danach hungrig ☐ musste keine Zwischenmahlzeit vor der nächsten Hauptmahlzeit zu mir nehmen		Nach der Mahlzeit... ☐ habe Völlegefühl, bin aber noch hungrig ☐ fühle mich nicht gesättigt, als hätte irgendwas in der Mahlzeit gefehlt ☐ habe Verlangen nach Süßem ☐ habe bald nach dem Essen wieder Hunger ☐ muss kleine Snacks zwischen den Mahlzeiten essen
Energie	Normale Energieaufnahme durch Mahlzeit: ☐ Energie nach dem Essen wiederhergestellt ☐ habe ein gutes, normales und andauerndes Gefühl von Energie und Wohlbefinden		Réponse énergétique faible après un repas: ☐ zu viel oder zu wenig Energie ☐ werde hyperaktiv, nervös oder zitterig ☐ bin hyperaktiv, fühle mich aber unterschwellig erschöpft ☐ Energieabfall, Müdigkeit, Erschöpfung, Schläfrigkeit, Trägheit, Lethargie oder Lustlosigkeit
Geistiges Wohlbefinden	Normale Auswirkungen: ☐ gesteigertes Wohlbefinden ☐ Gefühl, wieder aufgeladen und wiederhergestellt zu sein ☐ gehobene Gefühlslage ☐ gesteigerte Klarheit und Scharfsinn ☐ Normalisierung der Denkprozesse		Schlechte Auswirkungen: ☐ geistig langsam, träge, benommen ☐ Unfähigkeit klar oder schnell zu denken ☐ hyperaktiv, schnelle Gedankensprünge ☐ Unfähigkeit sich zu Konzentrieren oder die Aufmerksamkeit zu halten ☐ zu schwache Stimmungen: Apathie, Depressionen, Traurigkeit ☐ zu übertriebene Stimmungen: ängstlich, besessen, angsterfüllt, wütend, reizbar, etc.

ERNÄHRUNGS- UND ÜBUNGSTAGEBUCH   WOCHE 2 / TAG 12

Datum : _____

Ernährungs- und Übungsziele : _____

_____

_____

_____

_____

Mahlzeit	Liste der Nahrungsmittel, die Sie verzehrten	Zusätzliche Notizen
Frühstück		
Mittagessen		
Abendessen		
Snack		

	Übungen	Dauer, Wiederholungen und zusätzliche Notizen
Übungen Dauer, Wiederholungen und zusätzliche Notizen		
Kernstabilitätsübungen		
Übungen zur Körperhaltung		

„Sie werden enttäuscht sein, wenn Sie versagen, doch Sie sind verloren,
wenn Sie es nicht einmal versuchen." - Beverly Sills

Ernährungs-Eintragsformular	☐ Frühstück	☐ Mittagessen	☐ Abendessen

Reaktionen nach der Mahlzeit	Gut	Schlecht
Appetit Völlegefühl / Sättigung Heißhunger	Nach der Mahlzeit... ☐ Völlegefühl, Sättigung ☐ hatte kein Heißhunger auf Süßes ☐ kein Verlangen nach weiterer Nahrung ☐ wurde nicht bald danach hungrig ☐ musste keine Zwischenmahlzeit vor der nächsten Hauptmahlzeit zu mir nehmen	Nach der Mahlzeit... ☐ habe Völlegefühl, bin aber noch hungrig ☐ fühle mich nicht gesättigt, als hätte irgendwas in der Mahlzeit gefehlt ☐ habe Verlangen nach Süßem ☐ habe bald nach dem Essen wieder Hunger ☐ muss kleine Snacks zwischen den Mahlzeiten essen
Energie	Normale Energieaufnahme durch Mahlzeit: ☐ Energie nach dem Essen wiederhergestellt ☐ habe ein gutes, normales und andauerndes Gefühl von Energie und Wohlbefinden	Réponse énergétique faible après un repas: ☐ zu viel oder zu wenig Energie ☐ werde hyperaktiv, nervös oder zitterig ☐ bin hyperaktiv, fühle mich aber unterschwellig erschöpft ☐ Energieabfall, Müdigkeit, Erschöpfung, Schläfrigkeit, Trägheit, Lethargie oder Lustlosigkeit
Geistiges Wohlbefinden	Normale Auswirkungen: ☐ gesteigertes Wohlbefinden ☐ Gefühl, wieder aufgeladen und wiederhergestellt zu sein ☐ gehobene Gefühlslage ☐ gesteigerte Klarheit und Scharfsinn ☐ Normalisierung der Denkprozesse	Schlechte Auswirkungen: ☐ geistig langsam, träge, benommen ☐ Unfähigkeit klar oder schnell zu denken ☐ hyperaktiv, schnelle Gedankensprünge ☐ Unfähigkeit sich zu Konzentrieren oder die Aufmerksamkeit zu halten ☐ zu schwache Stimmungen: Apathie, Depressionen, Traurigkeit ☐ zu übertriebene Stimmungen: ängstlich, besessen, angsterfüllt, wütend, reizbar, etc.

ERNÄHRUNGS- UND ÜBUNGSTAGEBUCH   WOCHE 2 / TAG 13

Datum : _____

Ernährungs- und Übungsziele : _____

_____

_____

_____

_____

Mahlzeit	Liste der Nahrungsmittel, die Sie verzehrten	Zusätzliche Notizen
Frühstück		
Mittagessen		
Abendessen		
Snack		

	Übungen	Dauer, Wiederholungen und zusätzliche Notizen
Übungen Dauer, Wiederholungen und zusätzliche Notizen		
Kernstabilitätsübungen		
Übungen zur Körperhaltung		

„Sich selbst zu kennen ist der Anfang aller Weisheiten." - Aristotel

Ernährungs-Eintragsformular	☐ Frühstück	☐ Mittagessen	☐ Abendessen

Reaktionen nach der Mahlzeit	Gut	Schlecht
Appetit Völlegefühl / Sättigung Heißhunger	Nach der Mahlzeit... ☐ Völlegefühl, Sättigung ☐ hatte kein Heißhunger auf Süßes ☐ kein Verlangen nach weiterer Nahrung ☐ wurde nicht bald danach hungrig ☐ musste keine Zwischenmahlzeit vor der nächsten Hauptmahlzeit zu mir nehmen	Nach der Mahlzeit... ☐ habe Völlegefühl, bin aber noch hungrig ☐ fühle mich nicht gesättigt, als hätte irgendwas in der Mahlzeit gefehlt ☐ habe Verlangen nach Süßem ☐ habe bald nach dem Essen wieder Hunger ☐ muss kleine Snacks zwischen den Mahlzeiten essen
Energie	Normale Energieaufnahme durch Mahlzeit: ☐ Energie nach dem Essen wiederhergestellt ☐ habe ein gutes, normales und andauerndes Gefühl von Energie und Wohlbefinden	Réponse énergétique faible après un repas: ☐ zu viel oder zu wenig Energie ☐ werde hyperaktiv, nervös oder zitterig ☐ bin hyperaktiv, fühle mich aber unterschwellig erschöpft ☐ Energieabfall, Müdigkeit, Erschöpfung, Schläfrigkeit, Trägheit, Lethargie oder Lustlosigkeit
Geistiges Wohlbefinden	Normale Auswirkungen: ☐ gesteigertes Wohlbefinden ☐ Gefühl, wieder aufgeladen und wiederhergestellt zu sein ☐ gehobene Gefühlslage ☐ gesteigerte Klarheit und Scharfsinn ☐ Normalisierung der Denkprozesse	Schlechte Auswirkungen: ☐ geistig langsam, träge, benommen ☐ Unfähigkeit klar oder schnell zu denken ☐ hyperaktiv, schnelle Gedankensprünge ☐ Unfähigkeit sich zu Konzentrieren oder die Aufmerksamkeit zu halten ☐ zu schwache Stimmungen: Apathie, Depressionen, Traurigkeit ☐ zu übertriebene Stimmungen: ängstlich, besessen, angsterfüllt, wütend, reizbar, etc.

ERNÄHRUNGS- UND ÜBUNGSTAGEBUCH   WOCHE 2 / TAG 14

Datum : _____

Ernährungs- und Übungsziele : _____

_____

_____

_____

_____

Mahlzeit	Liste der Nahrungsmittel, die Sie verzehrten	Zusätzliche Notizen
Frühstück		
Mittagessen		
Abendessen		
Snack		

	Übungen	Dauer, Wiederholungen und zusätzliche Notizen
Übungen Dauer, Wiederholungen und zusätzliche Notizen		
Kernstabilitätsübungen		
Übungen zur Körperhaltung		

„Es ist nie zu spät um zu der Person zu werden, die Sie sein sollten." - George Eliot

Ernährungs-Eintragsformular ☐ Frühstück ☐ Mittagessen ☐ Abendessen		
Reaktionen nach der Mahlzeit	Gut	Schlecht
Appetit Völlegefühl / Sättigung Heißhunger	Nach der Mahlzeit... ☐ Völlegefühl, Sättigung ☐ hatte kein Heißhunger auf Süßes ☐ kein Verlangen nach weiterer Nahrung ☐ wurde nicht bald danach hungrig ☐ musste keine Zwischenmahlzeit vor der nächsten Hauptmahlzeit zu mir nehmen	Nach der Mahlzeit... ☐ habe Völlegefühl, bin aber noch hungrig ☐ fühle mich nicht gesättigt, als hätte irgendwas in der Mahlzeit gefehlt ☐ habe Verlangen nach Süßem ☐ habe bald nach dem Essen wieder Hunger ☐ muss kleine Snacks zwischen den Mahlzeiten essen
Energie	Normale Energieaufnahme durch Mahlzeit: ☐ Energie nach dem Essen wiederhergestellt ☐ habe ein gutes, normales und andauerndes Gefühl von Energie und Wohlbefinden	Réponse énergétique faible après un repas: ☐ zu viel oder zu wenig Energie ☐ werde hyperaktiv, nervös oder zitterig ☐ bin hyperaktiv, fühle mich aber unterschwellig erschöpft ☐ Energieabfall, Müdigkeit, Erschöpfung, Schläfrigkeit, Trägheit, Lethargie oder Lustlosigkeit
Geistiges Wohlbefinden	Normale Auswirkungen: ☐ gesteigertes Wohlbefinden ☐ Gefühl, wieder aufgeladen und wiederhergestellt zu sein ☐ gehobene Gefühlslage ☐ gesteigerte Klarheit und Scharfsinn ☐ Normalisierung der Denkprozesse	Schlechte Auswirkungen: ☐ geistig langsam, träge, benommen ☐ Unfähigkeit klar oder schnell zu denken ☐ hyperaktiv, schnelle Gedankensprünge ☐ Unfähigkeit sich zu Konzentrieren oder die Aufmerksamkeit zu halten ☐ zu schwache Stimmungen: Apathie, Depressionen, Traurigkeit ☐ zu übertriebene Stimmungen: ängstlich, besessen, angsterfüllt, wütend, reizbar, etc.

ERNÄHRUNGS- UND ÜBUNGSTAGEBUCH   WOCHE 3 / TAG 15

Datum : _____

Ernährungs- und Übungsziele : _____

_____

_____

_____

_____

Mahlzeit	Liste der Nahrungsmittel, die Sie verzehrten	Zusätzliche Notizen
Frühstück		
Mittagessen		
Abendessen		
Snack		

	Übungen	Dauer, Wiederholungen und zusätzliche Notizen
Übungen Dauer, Wiederholungen und zusätzliche Notizen		
Kernstabilitätsübungen		
Übungen zur Körperhaltung		

„Machen Sie das Beste aus dem was Sie können, was Sie haben, wo immer sie auch sind."
- Theodore Roosevelt

Ernährungs-Eintragsformular	☐ Frühstück	☐ Mittagessen	☐ Abendessen

Reaktionen nach der Mahlzeit	Gut	Schlecht
Appetit Völlegefühl / Sättigung Heißhunger	Nach der Mahlzeit... ☐ Völlegefühl, Sättigung ☐ hatte kein Heißhunger auf Süßes ☐ kein Verlangen nach weiterer Nahrung ☐ wurde nicht bald danach hungrig ☐ musste keine Zwischenmahlzeit vor der nächsten Hauptmahlzeit zu mir nehmen	Nach der Mahlzeit... ☐ habe Völlegefühl, bin aber noch hungrig ☐ fühle mich nicht gesättigt, als hätte irgendwas in der Mahlzeit gefehlt ☐ habe Verlangen nach Süßem ☐ habe bald nach dem Essen wieder Hunger ☐ muss kleine Snacks zwischen den Mahlzeiten essen
Energie	Normale Energieaufnahme durch Mahlzeit: ☐ Energie nach dem Essen wiederhergestellt ☐ habe ein gutes, normales und andauerndes Gefühl von Energie und Wohlbefinden	Réponse énergétique faible après un repas: ☐ zu viel oder zu wenig Energie ☐ werde hyperaktiv, nervös oder zitterig ☐ bin hyperaktiv, fühle mich aber unterschwellig erschöpft ☐ Energieabfall, Müdigkeit, Erschöpfung, Schläfrigkeit, Trägheit, Lethargie oder Lustlosigkeit
Geistiges Wohlbefinden	Normale Auswirkungen: ☐ gesteigertes Wohlbefinden ☐ Gefühl, wieder aufgeladen und wiederhergestellt zu sein ☐ gehobene Gefühlslage ☐ gesteigerte Klarheit und Scharfsinn ☐ Normalisierung der Denkprozesse	Schlechte Auswirkungen: ☐ geistig langsam, träge, benommen ☐ Unfähigkeit klar oder schnell zu denken ☐ hyperaktiv, schnelle Gedankensprünge ☐ Unfähigkeit sich zu Konzentrieren oder die Aufmerksamkeit zu halten ☐ zu schwache Stimmungen: Apathie, Depressionen, Traurigkeit ☐ zu übertriebene Stimmungen: ängstlich, besessen, angsterfüllt, wütend, reizbar, etc.

ERNÄHRUNGS- UND ÜBUNGSTAGEBUCH   WOCHE 3 / TAG 16

Datum : _____

Ernährungs- und Übungsziele : _____

_____

_____

_____

_____

Mahlzeit	Liste der Nahrungsmittel, die Sie verzehrten	Zusätzliche Notizen
Frühstück		
Mittagessen		
Abendessen		
Snack		

	Übungen	Dauer, Wiederholungen und zusätzliche Notizen
Übungen Dauer, Wiederholungen und zusätzliche Notizen		
Kernstabilitätsübungen		
Übungen zur Körperhaltung		

„Alles was Sie sich vorstellen können ist real." - Pablo Picasso

Ernährungs-Eintragsformular	☐ Frühstück	☐ Mittagessen	☐ Abendessen
Reaktionen nach der Mahlzeit	**Gut**		**Schlecht**
Appetit Völlegefühl / Sättigung Heißhunger	Nach der Mahlzeit... ☐ Völlegefühl, Sättigung ☐ hatte kein Heißhunger auf Süßes ☐ kein Verlangen nach weiterer Nahrung ☐ wurde nicht bald danach hungrig ☐ musste keine Zwischenmahlzeit vor der nächsten Hauptmahlzeit zu mir nehmen		Nach der Mahlzeit... ☐ habe Völlegefühl, bin aber noch hungrig ☐ fühle mich nicht gesättigt, als hätte irgendwas in der Mahlzeit gefehlt ☐ habe Verlangen nach Süßem ☐ habe bald nach dem Essen wieder Hunger ☐ muss kleine Snacks zwischen den Mahlzeiten essen
Energie	Normale Energieaufnahme durch Mahlzeit: ☐ Energie nach dem Essen wiederhergestellt ☐ habe ein gutes, normales und andauerndes Gefühl von Energie und Wohlbefinden		Réponse énergétique faible après un repas: ☐ zu viel oder zu wenig Energie ☐ werde hyperaktiv, nervös oder zitterig ☐ bin hyperaktiv, fühle mich aber unterschwellig erschöpft ☐ Energieabfall, Müdigkeit, Erschöpfung, Schläfrigkeit, Trägheit, Lethargie oder Lustlosigkeit
Geistiges Wohlbefinden	Normale Auswirkungen: ☐ gesteigertes Wohlbefinden ☐ Gefühl, wieder aufgeladen und wiederhergestellt zu sein ☐ gehobene Gefühlslage ☐ gesteigerte Klarheit und Scharfsinn ☐ Normalisierung der Denkprozesse		Schlechte Auswirkungen: ☐ geistig langsam, träge, benommen ☐ Unfähigkeit klar oder schnell zu denken ☐ hyperaktiv, schnelle Gedankensprünge ☐ Unfähigkeit sich zu Konzentrieren oder die Aufmerksamkeit zu halten ☐ zu schwache Stimmungen: Apathie, Depressionen, Traurigkeit ☐ zu übertriebene Stimmungen: ängstlich, besessen, angsterfüllt, wütend, reizbar, etc.

ERNÄHRUNGS- UND ÜBUNGSTAGEBUCH   WOCHE 3 / TAG 17

Datum : _____

Ernährungs- und Übungsziele : _____

_____

_____

_____

Mahlzeit	Liste der Nahrungsmittel, die Sie verzehrten	Zusätzliche Notizen
Frühstück		
Mittagessen		
Abendessen		
Snack		

	Übungen	Dauer, Wiederholungen und zusätzliche Notizen
Übungen Dauer, Wiederholungen und zusätzliche Notizen		
Kernstabilitätsübungen		
Übungen zur Körperhaltung		

„Die Vergangenheit besitzt keine Macht über die Gegenwart." - Eckhart Tolle

Ernährungs-Eintragsformular	☐ Frühstück ☐ Mittagessen ☐ Abendessen	
Reaktionen nach der Mahlzeit	Gut	Schlecht
Appetit Völlegefühl / Sättigung Heißhunger	Nach der Mahlzeit... ☐ Völlegefühl, Sättigung ☐ hatte kein Heißhunger auf Süßes ☐ kein Verlangen nach weiterer Nahrung ☐ wurde nicht bald danach hungrig ☐ musste keine Zwischenmahlzeit vor der nächsten Hauptmahlzeit zu mir nehmen	Nach der Mahlzeit... ☐ habe Völlegefühl, bin aber noch hungrig ☐ fühle mich nicht gesättigt, als hätte irgendwas in der Mahlzeit gefehlt ☐ habe Verlangen nach Süßem ☐ habe bald nach dem Essen wieder Hunger ☐ muss kleine Snacks zwischen den Mahlzeiten essen
Energie	Normale Energieaufnahme durch Mahlzeit: ☐ Energie nach dem Essen wiederhergestellt ☐ habe ein gutes, normales und andauerndes Gefühl von Energie und Wohlbefinden	Réponse énergétique faible après un repas: ☐ zu viel oder zu wenig Energie ☐ werde hyperaktiv, nervös oder zitterig ☐ bin hyperaktiv, fühle mich aber unterschwellig erschöpft ☐ Energieabfall, Müdigkeit, Erschöpfung, Schläfrigkeit, Trägheit, Lethargie oder Lustlosigkeit
Geistiges Wohlbefinden	Normale Auswirkungen: ☐ gesteigertes Wohlbefinden ☐ Gefühl, wieder aufgeladen und wiederhergestellt zu sein ☐ gehobene Gefühlslage ☐ gesteigerte Klarheit und Scharfsinn ☐ Normalisierung der Denkprozesse	Schlechte Auswirkungen: ☐ geistig langsam, träge, benommen ☐ Unfähigkeit klar oder schnell zu denken ☐ hyperaktiv, schnelle Gedankensprünge ☐ Unfähigkeit sich zu Konzentrieren oder die Aufmerksamkeit zu halten ☐ zu schwache Stimmungen: Apathie, Depressionen, Traurigkeit ☐ zu übertriebene Stimmungen: ängstlich, besessen, angsterfüllt, wütend, reizbar, etc.

ERNÄHRUNGS- UND ÜBUNGSTAGEBUCH   WOCHE 3 / TAG 18

Datum : _____

Ernährungs- und Übungsziele : _____

_____

_____

_____

_____

Mahlzeit	Liste der Nahrungsmittel, die Sie verzehrten	Zusätzliche Notizen
Frühstück		
Mittagessen		
Abendessen		
Snack		

	Übungen	Dauer, Wiederholungen und zusätzliche Notizen
Übungen Dauer, Wiederholungen und zusätzliche Notizen		
Kernstabilitätsübungen		
Übungen zur Körperhaltung		

„Vielleicht kann jeder über seine eigenen Vorstellungen hinaus leben." - Markus Zusak

Ernährungs-Eintragsformular	☐ Frühstück	☐ Mittagessen	☐ Abendessen
Reaktionen nach der Mahlzeit	**Gut**		**Schlecht**
Appetit Völlegefühl / Sättigung Heißhunger	Nach der Mahlzeit... ☐ Völlegefühl, Sättigung ☐ hatte kein Heißhunger auf Süßes ☐ kein Verlangen nach weiterer Nahrung ☐ wurde nicht bald danach hungrig ☐ musste keine Zwischenmahlzeit vor der nächsten Hauptmahlzeit zu mir nehmen		Nach der Mahlzeit... ☐ habe Völlegefühl, bin aber noch hungrig ☐ fühle mich nicht gesättigt, als hätte irgendwas in der Mahlzeit gefehlt ☐ habe Verlangen nach Süßem ☐ habe bald nach dem Essen wieder Hunger ☐ muss kleine Snacks zwischen den Mahlzeiten essen
Energie	Normale Energieaufnahme durch Mahlzeit: ☐ Energie nach dem Essen wiederhergestellt ☐ habe ein gutes, normales und andauerndes Gefühl von Energie und Wohlbefinden		Réponse énergétique faible après un repas: ☐ zu viel oder zu wenig Energie ☐ werde hyperaktiv, nervös oder zitterig ☐ bin hyperaktiv, fühle mich aber unterschwellig erschöpft ☐ Energieabfall, Müdigkeit, Erschöpfung, Schläfrigkeit, Trägheit, Lethargie oder Lustlosigkeit
Geistiges Wohlbefinden	Normale Auswirkungen: ☐ gesteigertes Wohlbefinden ☐ Gefühl, wieder aufgeladen und wiederhergestellt zu sein ☐ gehobene Gefühlslage ☐ gesteigerte Klarheit und Scharfsinn ☐ Normalisierung der Denkprozesse		Schlechte Auswirkungen: ☐ geistig langsam, träge, benommen ☐ Unfähigkeit klar oder schnell zu denken ☐ hyperaktiv, schnelle Gedankensprünge ☐ Unfähigkeit sich zu Konzentrieren oder die Aufmerksamkeit zu halten ☐ zu schwache Stimmungen: Apathie, Depressionen, Traurigkeit ☐ zu übertriebene Stimmungen: ängstlich, besessen, angsterfüllt, wütend, reizbar, etc.

ERNÄHRUNGS- UND ÜBUNGSTAGEBUCH   WOCHE 3 / TAG 19

Datum : _____

Ernährungs- und Übungsziele : _____

_____

_____

_____

_____

Mahlzeit	Liste der Nahrungsmittel, die Sie verzehrten	Zusätzliche Notizen
Frühstück		
Mittagessen		
Abendessen		
Snack		

	Übungen	Dauer, Wiederholungen und zusätzliche Notizen
Übungen Dauer, Wiederholungen und zusätzliche Notizen		
Kernstabilitätsübungen		
Übungen zur Körperhaltung		

„Ich habe mein Leben mit einem einzigen Ziel begonnen; ich werden die Welt meinen höchsten Idealen nach formen und mich niemals mit weniger zufrieden geben, unabhängig wie schwer es sein mag und wie lange es dauern mag." – Ayn Rand

Ernährungs-Eintragsformular	☐ Frühstück	☐ Mittagessen ☐ Abendessen
Reaktionen nach der Mahlzeit	Gut	Schlecht
Appetit Völlegefühl / Sättigung Heißhunger	Nach der Mahlzeit... ☐ Völlegefühl, Sättigung ☐ hatte kein Heißhunger auf Süßes ☐ kein Verlangen nach weiterer Nahrung ☐ wurde nicht bald danach hungrig ☐ musste keine Zwischenmahlzeit vor der nächsten Hauptmahlzeit zu mir nehmen	Nach der Mahlzeit... ☐ habe Völlegefühl, bin aber noch hungrig ☐ fühle mich nicht gesättigt, als hätte irgendwas in der Mahlzeit gefehlt ☐ habe Verlangen nach Süßem ☐ habe bald nach dem Essen wieder Hunger ☐ muss kleine Snacks zwischen den Mahlzeiten essen
Energie	Normale Energieaufnahme durch Mahlzeit: ☐ Energie nach dem Essen wiederhergestellt ☐ habe ein gutes, normales und andauerndes Gefühl von Energie und Wohlbefinden	Réponse énergétique faible après un repas: ☐ zu viel oder zu wenig Energie ☐ werde hyperaktiv, nervös oder zitterig ☐ bin hyperaktiv, fühle mich aber unterschwellig erschöpft ☐ Energieabfall, Müdigkeit, Erschöpfung, Schläfrigkeit, Trägheit, Lethargie oder Lustlosigkeit
Geistiges Wohlbefinden	Normale Auswirkungen: ☐ gesteigertes Wohlbefinden ☐ Gefühl, wieder aufgeladen und wiederhergestellt zu sein ☐ gehobene Gefühlslage ☐ gesteigerte Klarheit und Scharfsinn ☐ Normalisierung der Denkprozesse	Schlechte Auswirkungen: ☐ geistig langsam, träge, benommen ☐ Unfähigkeit klar oder schnell zu denken ☐ hyperaktiv, schnelle Gedankensprünge ☐ Unfähigkeit sich zu Konzentrieren oder die Aufmerksamkeit zu halten ☐ zu schwache Stimmungen: Apathie, Depressionen, Traurigkeit ☐ zu übertriebene Stimmungen: ängstlich, besessen, angsterfüllt, wütend, reizbar, etc.

ERNÄHRUNGS- UND ÜBUNGSTAGEBUCH   WOCHE 3 / TAG 20

Datum : _____

Ernährungs- und Übungsziele : _____

_____

_____

_____

_____

Mahlzeit	Liste der Nahrungsmittel, die Sie verzehrten	Zusätzliche Notizen
Frühstück		
Mittagessen		
Abendessen		
Snack		

	Übungen	Dauer, Wiederholungen und zusätzliche Notizen
Übungen Dauer, Wiederholungen und zusätzliche Notizen		
Kernstabilitätsübungen		
Übungen zur Körperhaltung		

„Vertrauen Sie sich. Sie kennen sich besser als Sie vielleicht annehmen." - Benjamin Spock

Ernährungs-Eintragsformular	☐ Frühstück	☐ Mittagessen	☐ Abendessen

Reaktionen nach der Mahlzeit	Gut	Schlecht
Appetit Völlegefühl / Sättigung Heißhunger	Nach der Mahlzeit... ☐ Völlegefühl, Sättigung ☐ hatte kein Heißhunger auf Süßes ☐ kein Verlangen nach weiterer Nahrung ☐ wurde nicht bald danach hungrig ☐ musste keine Zwischenmahlzeit vor der nächsten Hauptmahlzeit zu mir nehmen	Nach der Mahlzeit... ☐ habe Völlegefühl, bin aber noch hungrig ☐ fühle mich nicht gesättigt, als hätte irgendwas in der Mahlzeit gefehlt ☐ habe Verlangen nach Süßem ☐ habe bald nach dem Essen wieder Hunger ☐ muss kleine Snacks zwischen den Mahlzeiten essen
Energie	Normale Energieaufnahme durch Mahlzeit: ☐ Energie nach dem Essen wiederhergestellt ☐ habe ein gutes, normales und andauerndes Gefühl von Energie und Wohlbefinden	Réponse énergétique faible après un repas: ☐ zu viel oder zu wenig Energie ☐ werde hyperaktiv, nervös oder zitterig ☐ bin hyperaktiv, fühle mich aber unterschwellig erschöpft ☐ Energieabfall, Müdigkeit, Erschöpfung, Schläfrigkeit, Trägheit, Lethargie oder Lustlosigkeit
Geistiges Wohlbefinden	Normale Auswirkungen: ☐ gesteigertes Wohlbefinden ☐ Gefühl, wieder aufgeladen und wiederhergestellt zu sein ☐ gehobene Gefühlslage ☐ gesteigerte Klarheit und Scharfsinn ☐ Normalisierung der Denkprozesse	Schlechte Auswirkungen: ☐ geistig langsam, träge, benommen ☐ Unfähigkeit klar oder schnell zu denken ☐ hyperaktiv, schnelle Gedankensprünge ☐ Unfähigkeit sich zu Konzentrieren oder die Aufmerksamkeit zu halten ☐ zu schwache Stimmungen: Apathie, Depressionen, Traurigkeit ☐ zu übertriebene Stimmungen: ängstlich, besessen, angsterfüllt, wütend, reizbar, etc.

ERNÄHRUNGS- UND ÜBUNGSTAGEBUCH WOCHE 3 / TAG 21

Datum : _____

Ernährungs- und Übungsziele : _____

_____

_____

_____

_____

Mahlzeit	Liste der Nahrungsmittel, die Sie verzehrten	Zusätzliche Notizen
Frühstück		
Mittagessen		
Abendessen		
Snack		

	Übungen	Dauer, Wiederholungen und zusätzliche Notizen
Übungen Dauer, Wiederholungen und zusätzliche Notizen		
Kernstabilitätsübungen		
Übungen zur Körperhaltung		

„Weine nicht, weil etwas nicht mehr ist, lächle, weil es einmal war." - Dr. Seuss

Ernährungs-Eintragsformular ☐ Frühstück ☐ Mittagessen ☐ Abendessen		
Reaktionen nach der Mahlzeit	Gut	Schlecht
Appetit Völlegefühl / Sättigung Heißhunger	Nach der Mahlzeit... ☐ Völlegefühl, Sättigung ☐ hatte kein Heißhunger auf Süßes ☐ kein Verlangen nach weiterer Nahrung ☐ wurde nicht bald danach hungrig ☐ musste keine Zwischenmahlzeit vor der nächsten Hauptmahlzeit zu mir nehmen	Nach der Mahlzeit... ☐ habe Völlegefühl, bin aber noch hungrig ☐ fühle mich nicht gesättigt, als hätte irgendwas in der Mahlzeit gefehlt ☐ habe Verlangen nach Süßem ☐ habe bald nach dem Essen wieder Hunger ☐ muss kleine Snacks zwischen den Mahlzeiten essen
Energie	Normale Energieaufnahme durch Mahlzeit: ☐ Energie nach dem Essen wiederhergestellt ☐ habe ein gutes, normales und andauerndes Gefühl von Energie und Wohlbefinden	Réponse énergétique faible après un repas: ☐ zu viel oder zu wenig Energie ☐ werde hyperaktiv, nervös oder zitterig ☐ bin hyperaktiv, fühle mich aber unterschwellig erschöpft ☐ Energieabfall, Müdigkeit, Erschöpfung, Schläfrigkeit, Trägheit, Lethargie oder Lustlosigkeit
Geistiges Wohlbefinden	Normale Auswirkungen: ☐ gesteigertes Wohlbefinden ☐ Gefühl, wieder aufgeladen und wiederhergestellt zu sein ☐ gehobene Gefühlslage ☐ gesteigerte Klarheit und Scharfsinn ☐ Normalisierung der Denkprozesse	Schlechte Auswirkungen: ☐ geistig langsam, träge, benommen ☐ Unfähigkeit klar oder schnell zu denken ☐ hyperaktiv, schnelle Gedankensprünge ☐ Unfähigkeit sich zu Konzentrieren oder die Aufmerksamkeit zu halten ☐ zu schwache Stimmungen: Apathie, Depressionen, Traurigkeit ☐ zu übertriebene Stimmungen: ängstlich, besessen, angsterfüllt, wütend, reizbar, etc.

Vierte Woche: Bewertung der Skoliose-Symptome

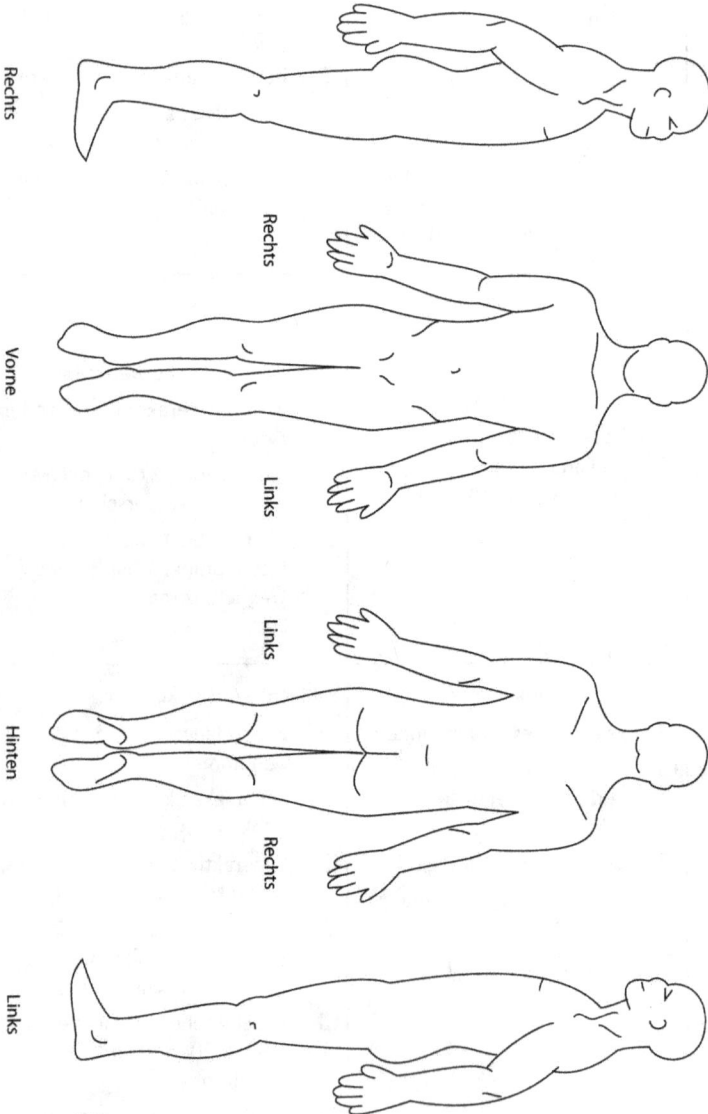

Symbol	Taubheit	Kribbeln	Spannung	Schmerzen
	OOOOO	●●●●	XXXXX	VVVVV

Vierte Woche: Markierung der Triggerpunkte

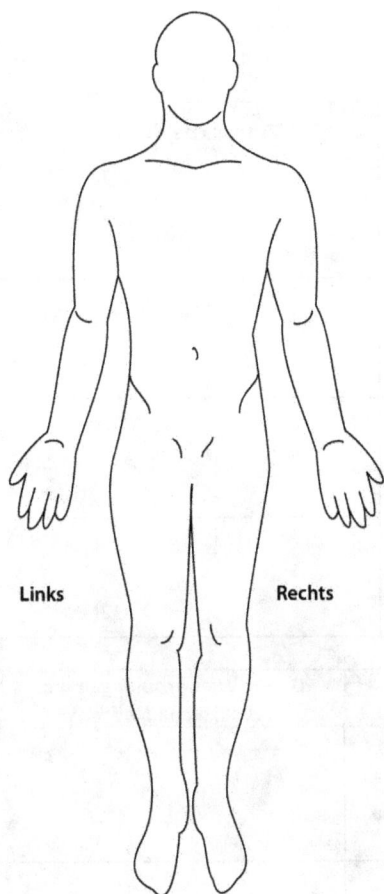

Links   Rechts

Vorderseite

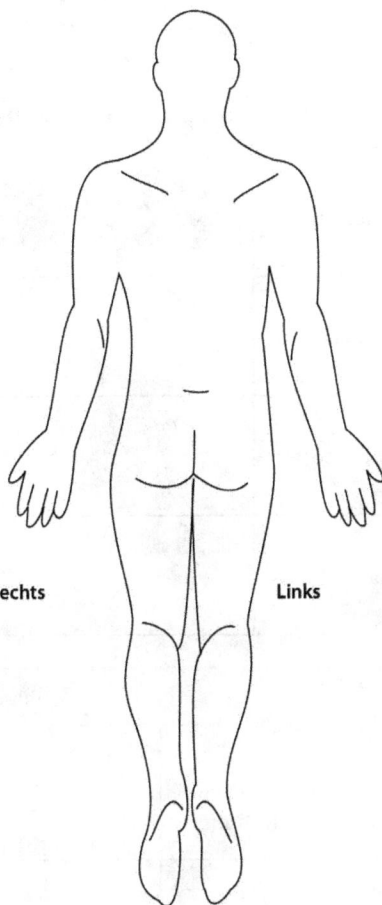

Rechts   Links

Rückseite

ERNÄHRUNGS- UND ÜBUNGSTAGEBUCH

WOCHE 4 / TAG 22

Datum : _____

Ernährungs- und Übungsziele : _____

_____

_____

_____

Mahlzeit	Liste der Nahrungsmittel, die Sie verzehrten	Zusätzliche Notizen
Frühstück		
Mittagessen		
Abendessen		
Snack		

	Übungen	Dauer, Wiederholungen und zusätzliche Notizen
Übungen Dauer, Wiederholungen und zusätzliche Notizen		
Kernstabilitätsübungen		
Übungen zur Körperhaltung		

„Ich kann die Windrichtung nicht verändern, doch ich kann meine Segel dem Wind anpassen."
- Jimmy Dean

Ernährungs-Eintragsformular	☐ Frühstück ☐ Mittagessen ☐ Abendessen	
Reaktionen nach der Mahlzeit	**Gut**	**Schlecht**
Appetit Völlegefühl / Sättigung Heißhunger	Nach der Mahlzeit... ☐ Völlegefühl, Sättigung ☐ hatte kein Heißhunger auf Süßes ☐ kein Verlangen nach weiterer Nahrung ☐ wurde nicht bald danach hungrig ☐ musste keine Zwischenmahlzeit vor der nächsten Hauptmahlzeit zu mir nehmen	Nach der Mahlzeit... ☐ habe Völlegefühl, bin aber noch hungrig ☐ fühle mich nicht gesättigt, als hätte irgendwas in der Mahlzeit gefehlt ☐ habe Verlangen nach Süßem ☐ habe bald nach dem Essen wieder Hunger ☐ muss kleine Snacks zwischen den Mahlzeiten essen
Energie	Normale Energieaufnahme durch Mahlzeit: ☐ Energie nach dem Essen wiederhergestellt ☐ habe ein gutes, normales und andauerndes Gefühl von Energie und Wohlbefinden	Réponse énergétique faible après un repas: ☐ zu viel oder zu wenig Energie ☐ werde hyperaktiv, nervös oder zitterig ☐ bin hyperaktiv, fühle mich aber unterschwellig erschöpft ☐ Energieabfall, Müdigkeit, Erschöpfung, Schläfrigkeit, Trägheit, Lethargie oder Lustlosigkeit
Geistiges Wohlbefinden	Normale Auswirkungen: ☐ gesteigertes Wohlbefinden ☐ Gefühl, wieder aufgeladen und wiederhergestellt zu sein ☐ gehobene Gefühlslage ☐ gesteigerte Klarheit und Scharfsinn ☐ Normalisierung der Denkprozesse	Schlechte Auswirkungen: ☐ geistig langsam, träge, benommen ☐ Unfähigkeit klar oder schnell zu denken ☐ hyperaktiv, schnelle Gedankensprünge ☐ Unfähigkeit sich zu Konzentrieren oder die Aufmerksamkeit zu halten ☐ zu schwache Stimmungen: Apathie, Depressionen, Traurigkeit ☐ zu übertriebene Stimmungen: ängstlich, besessen, angsterfüllt, wütend, reizbar, etc.

ERNÄHRUNGS- UND ÜBUNGSTAGEBUCH   WOCHE 4 / TAG 23

Datum : _____

Ernährungs- und Übungsziele : _____

_____

_____

_____

_____

Mahlzeit	Liste der Nahrungsmittel, die Sie verzehrten	Zusätzliche Notizen
Frühstück		
Mittagessen		
Abendessen		
Snack		

	Übungen	Dauer, Wiederholungen und zusätzliche Notizen
Übungen Dauer, Wiederholungen und zusätzliche Notizen		
Kernstabilitätsübungen		
Übungen zur Körperhaltung		

„Wir können unser Leben ändern. Wir können alles was wir möchten tun, besitzen und sein."
Tony Robbins

Ernährungs-Eintragsformular ☐ Frühstück ☐ Mittagessen ☐ Abendessen		
Reaktionen nach der Mahlzeit	Gut	Schlecht
Appetit Völlegefühl / Sättigung Heißhunger	Nach der Mahlzeit... ☐ Völlegefühl, Sättigung ☐ hatte kein Heißhunger auf Süßes ☐ kein Verlangen nach weiterer Nahrung ☐ wurde nicht bald danach hungrig ☐ musste keine Zwischenmahlzeit vor der nächsten Hauptmahlzeit zu mir nehmen	Nach der Mahlzeit... ☐ habe Völlegefühl, bin aber noch hungrig ☐ fühle mich nicht gesättigt, als hätte irgendwas in der Mahlzeit gefehlt ☐ habe Verlangen nach Süßem ☐ habe bald nach dem Essen wieder Hunger ☐ muss kleine Snacks zwischen den Mahlzeiten essen
Energie	Normale Energieaufnahme durch Mahlzeit: ☐ Energie nach dem Essen wiederhergestellt ☐ habe ein gutes, normales und andauerndes Gefühl von Energie und Wohlbefinden	Réponse énergétique faible après un repas: ☐ zu viel oder zu wenig Energie ☐ werde hyperaktiv, nervös oder zitterig ☐ bin hyperaktiv, fühle mich aber unterschwellig erschöpft ☐ Energieabfall, Müdigkeit, Erschöpfung, Schläfrigkeit, Trägheit, Lethargie oder Lustlosigkeit
Geistiges Wohlbefinden	Normale Auswirkungen: ☐ gesteigertes Wohlbefinden ☐ Gefühl, wieder aufgeladen und wiederhergestellt zu sein ☐ gehobene Gefühlslage ☐ gesteigerte Klarheit und Scharfsinn ☐ Normalisierung der Denkprozesse	Schlechte Auswirkungen: ☐ geistig langsam, träge, benommen ☐ Unfähigkeit klar oder schnell zu denken ☐ hyperaktiv, schnelle Gedankensprünge ☐ Unfähigkeit sich zu Konzentrieren oder die Aufmerksamkeit zu halten ☐ zu schwache Stimmungen: Apathie, Depressionen, Traurigkeit ☐ zu übertriebene Stimmungen: ängstlich, besessen, angsterfüllt, wütend, reizbar, etc.

ERNÄHRUNGS- UND ÜBUNGSTAGEBUCH   WOCHE 4 / TAG 24

Datum : _____

Ernährungs- und Übungsziele : _____

_____

_____

_____

_____

Mahlzeit	Liste der Nahrungsmittel, die Sie verzehrten	Zusätzliche Notizen
Frühstück		
Mittagessen		
Abendessen		
Snack		

	Übungen	Dauer, Wiederholungen und zusätzliche Notizen
Übungen Dauer, Wiederholungen und zusätzliche Notizen		
Kernstabilitätsübungen		
Übungen zur Körperhaltung		

„Menschen leben durch Handlungen nicht etwa Ideen." - Harry Emerson Fosdick

Ernährungs-Eintragsformular	☐ Frühstück	☐ Mittagessen ☐ Abendessen
Reaktionen nach der Mahlzeit	Gut	Schlecht
Appetit Völlegefühl / Sättigung Heißhunger	Nach der Mahlzeit... ☐ Völlegefühl, Sättigung ☐ hatte kein Heißhunger auf Süßes ☐ kein Verlangen nach weiterer Nahrung ☐ wurde nicht bald danach hungrig ☐ musste keine Zwischenmahlzeit vor der nächsten Hauptmahlzeit zu mir nehmen	Nach der Mahlzeit... ☐ habe Völlegefühl, bin aber noch hungrig ☐ fühle mich nicht gesättigt, als hätte irgendwas in der Mahlzeit gefehlt ☐ habe Verlangen nach Süßem ☐ habe bald nach dem Essen wieder Hunger ☐ muss kleine Snacks zwischen den Mahlzeiten essen
Energie	Normale Energieaufnahme durch Mahlzeit: ☐ Energie nach dem Essen wiederhergestellt ☐ habe ein gutes, normales und andauerndes Gefühl von Energie und Wohlbefinden	Réponse énergétique faible après un repas: ☐ zu viel oder zu wenig Energie ☐ werde hyperaktiv, nervös oder zitterig ☐ bin hyperaktiv, fühle mich aber unterschwellig erschöpft ☐ Energieabfall, Müdigkeit, Erschöpfung, Schläfrigkeit, Trägheit, Lethargie oder Lustlosigkeit
Geistiges Wohlbefinden	Normale Auswirkungen: ☐ gesteigertes Wohlbefinden ☐ Gefühl, wieder aufgeladen und wiederhergestellt zu sein ☐ gehobene Gefühlslage ☐ gesteigerte Klarheit und Scharfsinn ☐ Normalisierung der Denkprozesse	Schlechte Auswirkungen: ☐ geistig langsam, träge, benommen ☐ Unfähigkeit klar oder schnell zu denken ☐ hyperaktiv, schnelle Gedankensprünge ☐ Unfähigkeit sich zu Konzentrieren oder die Aufmerksamkeit zu halten ☐ zu schwache Stimmungen: Apathie, Depressionen, Traurigkeit ☐ zu übertriebene Stimmungen: ängstlich, besessen, angsterfüllt, wütend, reizbar, etc.

ERNÄHRUNGS- UND ÜBUNGSTAGEBUCH   WOCHE 4 / TAG 25

Datum : _____

Ernährungs- und Übungsziele : _____

_____

_____

_____

_____

Mahlzeit	Liste der Nahrungsmittel, die Sie verzehrten	Zusätzliche Notizen
Frühstück		
Mittagessen		
Abendessen		
Snack		

	Übungen	Dauer, Wiederholungen und zusätzliche Notizen
Übungen Dauer, Wiederholungen und zusätzliche Notizen		
Kernstabilitätsübungen		
Übungen zur Körperhaltung		

„Sie haben immer die Möglichkeit Ihre Meinung zu ändern, eine andere Zukunft oder Vergangenheit zu wählen." - Richard Bach

Ernährungs-Eintragsformular	☐ Frühstück ☐ Mittagessen ☐ Abendessen	
Reaktionen nach der Mahlzeit	**Gut**	**Schlecht**
Appetit Völlegefühl / Sättigung Heißhunger	Nach der Mahlzeit... ☐ Völlegefühl, Sättigung ☐ hatte kein Heißhunger auf Süßes ☐ kein Verlangen nach weiterer Nahrung ☐ wurde nicht bald danach hungrig ☐ musste keine Zwischenmahlzeit vor der nächsten Hauptmahlzeit zu mir nehmen	Nach der Mahlzeit... ☐ habe Völlegefühl, bin aber noch hungrig ☐ fühle mich nicht gesättigt, als hätte irgendwas in der Mahlzeit gefehlt ☐ habe Verlangen nach Süßem ☐ habe bald nach dem Essen wieder Hunger ☐ muss kleine Snacks zwischen den Mahlzeiten essen
Energie	Normale Energieaufnahme durch Mahlzeit: ☐ Energie nach dem Essen wiederhergestellt ☐ habe ein gutes, normales und andauerndes Gefühl von Energie und Wohlbefinden	Réponse énergétique faible après un repas: ☐ zu viel oder zu wenig Energie ☐ werde hyperaktiv, nervös oder zitterig ☐ bin hyperaktiv, fühle mich aber unterschwellig erschöpft ☐ Energieabfall, Müdigkeit, Erschöpfung, Schläfrigkeit, Trägheit, Lethargie oder Lustlosigkeit
Geistiges Wohlbefinden	Normale Auswirkungen: ☐ gesteigertes Wohlbefinden ☐ Gefühl, wieder aufgeladen und wiederhergestellt zu sein ☐ gehobene Gefühlslage ☐ gesteigerte Klarheit und Scharfsinn ☐ Normalisierung der Denkprozesse	Schlechte Auswirkungen: ☐ geistig langsam, träge, benommen ☐ Unfähigkeit klar oder schnell zu denken ☐ hyperaktiv, schnelle Gedankensprünge ☐ Unfähigkeit sich zu Konzentrieren oder die Aufmerksamkeit zu halten ☐ zu schwache Stimmungen: Apathie, Depressionen, Traurigkeit ☐ zu übertriebene Stimmungen: ängstlich, besessen, angsterfüllt, wütend, reizbar, etc.

ERNÄHRUNGS- UND ÜBUNGSTAGEBUCH   WOCHE 4 / TAG 26

Datum : ————————————

Ernährungs- und Übungsziele : ————————————————————————

——

——

——

——

Mahlzeit	Liste der Nahrungsmittel, die Sie verzehrten	Zusätzliche Notizen
Frühstück		
Mittagessen		
Abendessen		
Snack		

	Übungen	Dauer, Wiederholungen und zusätzliche Notizen
Übungen Dauer, Wiederholungen und zusätzliche Notizen		
Kernstabilitätsübungen		
Übungen zur Körperhaltung		

„Sport baut den Charakter nicht, sondern offenbart ihn." - Heywood Broun

Ernährungs-Eintragsformular	☐ Frühstück	☐ Mittagessen ☐ Abendessen
Reaktionen nach der Mahlzeit	**Gut**	**Schlecht**
Appetit Völlegefühl / Sättigung Heißhunger	Nach der Mahlzeit... ☐ Völlegefühl, Sättigung ☐ hatte kein Heißhunger auf Süßes ☐ kein Verlangen nach weiterer Nahrung ☐ wurde nicht bald danach hungrig ☐ musste keine Zwischenmahlzeit vor der nächsten Hauptmahlzeit zu mir nehmen	Nach der Mahlzeit... ☐ habe Völlegefühl, bin aber noch hungrig ☐ fühle mich nicht gesättigt, als hätte irgendwas in der Mahlzeit gefehlt ☐ habe Verlangen nach Süßem ☐ habe bald nach dem Essen wieder Hunger ☐ muss kleine Snacks zwischen den Mahlzeiten essen
Energie	Normale Energieaufnahme durch Mahlzeit: ☐ Energie nach dem Essen wiederhergestellt ☐ habe ein gutes, normales und andauerndes Gefühl von Energie und Wohlbefinden	Réponse énergétique faible après un repas: ☐ zu viel oder zu wenig Energie ☐ werde hyperaktiv, nervös oder zitterig ☐ bin hyperaktiv, fühle mich aber unterschwellig erschöpft ☐ Energieabfall, Müdigkeit, Erschöpfung, Schläfrigkeit, Trägheit, Lethargie oder Lustlosigkeit
Geistiges Wohlbefinden	Normale Auswirkungen: ☐ gesteigertes Wohlbefinden ☐ Gefühl, wieder aufgeladen und wiederhergestellt zu sein ☐ gehobene Gefühlslage ☐ gesteigerte Klarheit und Scharfsinn ☐ Normalisierung der Denkprozesse	Schlechte Auswirkungen: ☐ geistig langsam, träge, benommen ☐ Unfähigkeit klar oder schnell zu denken ☐ hyperaktiv, schnelle Gedankensprünge ☐ Unfähigkeit sich zu Konzentrieren oder die Aufmerksamkeit zu halten ☐ zu schwache Stimmungen: Apathie, Depressionen, Traurigkeit ☐ zu übertriebene Stimmungen: ängstlich, besessen, angsterfüllt, wütend, reizbar, etc.

ERNÄHRUNGS- UND ÜBUNGSTAGEBUCH   WOCHE 4 / TAG 27

Datum : _____

Ernährungs- und Übungsziele : _____

_____

_____

_____

_____

Mahlzeit	Liste der Nahrungsmittel, die Sie verzehrten	Zusätzliche Notizen
Frühstück		
Mittagessen		
Abendessen		
Snack		

	Übungen	Dauer, Wiederholungen und zusätzliche Notizen
Übungen Dauer, Wiederholungen und zusätzliche Notizen		
Kernstabilitätsübungen		
Übungen zur Körperhaltung		

„Wenn Ihnen etwas nicht gefällt, verändern Sie es.
Wenn Sie es nicht ändern können, verändern Sie Ihre Einstellung." - Maya Angelou

Ernährungs-Eintragsformular ☐ Frühstück ☐ Mittagessen ☐ Abendessen		
Reaktionen nach der Mahlzeit	Gut	Schlecht
Appetit Völlegefühl / Sättigung Heißhunger	Nach der Mahlzeit... ☐ Völlegefühl, Sättigung ☐ hatte kein Heißhunger auf Süßes ☐ kein Verlangen nach weiterer Nahrung ☐ wurde nicht bald danach hungrig ☐ musste keine Zwischenmahlzeit vor der nächsten Hauptmahlzeit zu mir nehmen	Nach der Mahlzeit... ☐ habe Völlegefühl, bin aber noch hungrig ☐ fühle mich nicht gesättigt, als hätte irgendwas in der Mahlzeit gefehlt ☐ habe Verlangen nach Süßem ☐ habe bald nach dem Essen wieder Hunger ☐ muss kleine Snacks zwischen den Mahlzeiten essen
Energie	Normale Energieaufnahme durch Mahlzeit: ☐ Energie nach dem Essen wiederhergestellt ☐ habe ein gutes, normales und andauerndes Gefühl von Energie und Wohlbefinden	Réponse énergétique faible après un repas: ☐ zu viel oder zu wenig Energie ☐ werde hyperaktiv, nervös oder zitterig ☐ bin hyperaktiv, fühle mich aber unterschwellig erschöpft ☐ Energieabfall, Müdigkeit, Erschöpfung, Schläfrigkeit, Trägheit, Lethargie oder Lustlosigkeit
Geistiges Wohlbefinden	Normale Auswirkungen: ☐ gesteigertes Wohlbefinden ☐ Gefühl, wieder aufgeladen und wiederhergestellt zu sein ☐ gehobene Gefühlslage ☐ gesteigerte Klarheit und Scharfsinn ☐ Normalisierung der Denkprozesse	Schlechte Auswirkungen: ☐ geistig langsam, träge, benommen ☐ Unfähigkeit klar oder schnell zu denken ☐ hyperaktiv, schnelle Gedankensprünge ☐ Unfähigkeit sich zu Konzentrieren oder die Aufmerksamkeit zu halten ☐ zu schwache Stimmungen: Apathie, Depressionen, Traurigkeit ☐ zu übertriebene Stimmungen: ängstlich, besessen, angsterfüllt, wütend, reizbar, etc.

ERNÄHRUNGS- UND ÜBUNGSTAGEBUCH   WOCHE 4 / TAG 28

Datum : _____

Ernährungs- und Übungsziele : _____

_____

_____

_____

_____

Mahlzeit	Liste der Nahrungsmittel, die Sie verzehrten	Zusätzliche Notizen
Frühstück		
Mittagessen		
Abendessen		
Snack		

	Übungen	Dauer, Wiederholungen und zusätzliche Notizen
Übungen Dauer, Wiederholungen und zusätzliche Notizen		
Kernstabilitätsübungen		
Übungen zur Körperhaltung		

„Jeder möchte die Welt verändern, doch niemand sich selbst." - Leo Tolstoy

| Ernährungs-Eintragsformular | ☐ Frühstück | ☐ Mittagessen | ☐ Abendessen |

Reaktionen nach der Mahlzeit	Gut	Schlecht
Appetit Völlegefühl / Sättigung Heißhunger	Nach der Mahlzeit... ☐ Völlegefühl, Sättigung ☐ hatte kein Heißhunger auf Süßes ☐ kein Verlangen nach weiterer Nahrung ☐ wurde nicht bald danach hungrig ☐ musste keine Zwischenmahlzeit vor der nächsten Hauptmahlzeit zu mir nehmen	Nach der Mahlzeit... ☐ habe Völlegefühl, bin aber noch hungrig ☐ fühle mich nicht gesättigt, als hätte irgendwas in der Mahlzeit gefehlt ☐ habe Verlangen nach Süßem ☐ habe bald nach dem Essen wieder Hunger ☐ muss kleine Snacks zwischen den Mahlzeiten essen
Energie	Normale Energieaufnahme durch Mahlzeit: ☐ Energie nach dem Essen wiederhergestellt ☐ habe ein gutes, normales und andauerndes Gefühl von Energie und Wohlbefinden	Réponse énergétique faible après un repas: ☐ zu viel oder zu wenig Energie ☐ werde hyperaktiv, nervös oder zitterig ☐ bin hyperaktiv, fühle mich aber unterschwellig erschöpft ☐ Energieabfall, Müdigkeit, Erschöpfung, Schläfrigkeit, Trägheit, Lethargie oder Lustlosigkeit
Geistiges Wohlbefinden	Normale Auswirkungen: ☐ gesteigertes Wohlbefinden ☐ Gefühl, wieder aufgeladen und wiederhergestellt zu sein ☐ gehobene Gefühlslage ☐ gesteigerte Klarheit und Scharfsinn ☐ Normalisierung der Denkprozesse	Schlechte Auswirkungen: ☐ geistig langsam, träge, benommen ☐ Unfähigkeit klar oder schnell zu denken ☐ hyperaktiv, schnelle Gedankensprünge ☐ Unfähigkeit sich zu Konzentrieren oder die Aufmerksamkeit zu halten ☐ zu schwache Stimmungen: Apathie, Depressionen, Traurigkeit ☐ zu übertriebene Stimmungen: ängstlich, besessen, angsterfüllt, wütend, reizbar, etc.

ERNÄHRUNGS- UND ÜBUNGSTAGEBUCH WOCHE 5 / TAG 29

Datum : _____

Ernährungs- und Übungsziele : _____

_____

_____

_____

_____

Mahlzeit	Liste der Nahrungsmittel, die Sie verzehrten	Zusätzliche Notizen
Frühstück		
Mittagessen		
Abendessen		
Snack		

	Übungen	Dauer, Wiederholungen und zusätzliche Notizen
Übungen Dauer, Wiederholungen und zusätzliche Notizen		
Kernstabilitätsübungen		
Übungen zur Körperhaltung		

„Wenn wir uns nicht verändern wachsen wir nicht. Wenn wir nicht wachsen leben wir nicht."
- Gail Sheehy

Ernährungs-Eintragsformular	☐ Frühstück ☐ Mittagessen ☐ Abendessen	
Reaktionen nach der Mahlzeit	Gut	Schlecht
Appetit Völlegefühl / Sättigung Heißhunger	Nach der Mahlzeit... ☐ Völlegefühl, Sättigung ☐ hatte kein Heißhunger auf Süßes ☐ kein Verlangen nach weiterer Nahrung ☐ wurde nicht bald danach hungrig ☐ musste keine Zwischenmahlzeit vor der nächsten Hauptmahlzeit zu mir nehmen	Nach der Mahlzeit... ☐ habe Völlegefühl, bin aber noch hungrig ☐ fühle mich nicht gesättigt, als hätte irgendwas in der Mahlzeit gefehlt ☐ habe Verlangen nach Süßem ☐ habe bald nach dem Essen wieder Hunger ☐ muss kleine Snacks zwischen den Mahlzeiten essen
Energie	Normale Energieaufnahme durch Mahlzeit: ☐ Energie nach dem Essen wiederhergestellt ☐ habe ein gutes, normales und andauerndes Gefühl von Energie und Wohlbefinden	Réponse énergétique faible après un repas: ☐ zu viel oder zu wenig Energie ☐ werde hyperaktiv, nervös oder zitterig ☐ bin hyperaktiv, fühle mich aber unterschwellig erschöpft ☐ Energieabfall, Müdigkeit, Erschöpfung, Schläfrigkeit, Trägheit, Lethargie oder Lustlosigkeit
Geistiges Wohlbefinden	Normale Auswirkungen: ☐ gesteigertes Wohlbefinden ☐ Gefühl, wieder aufgeladen und wiederhergestellt zu sein ☐ gehobene Gefühlslage ☐ gesteigerte Klarheit und Scharfsinn ☐ Normalisierung der Denkprozesse	Schlechte Auswirkungen: ☐ geistig langsam, träge, benommen ☐ Unfähigkeit klar oder schnell zu denken ☐ hyperaktiv, schnelle Gedankensprünge ☐ Unfähigkeit sich zu Konzentrieren oder die Aufmerksamkeit zu halten ☐ zu schwache Stimmungen: Apathie, Depressionen, Traurigkeit ☐ zu übertriebene Stimmungen: ängstlich, besessen, angsterfüllt, wütend, reizbar, etc.

ERNÄHRUNGS- UND ÜBUNGSTAGEBUCH　　　WOCHE 5 / TAG 30

Datum : _____

Ernährungs- und Übungsziele : _____

_____

_____

_____

Mahlzeit	Liste der Nahrungsmittel, die Sie verzehrten	Zusätzliche Notizen
Frühstück		
Mittagessen		
Abendessen		
Snack		

	Übungen	Dauer, Wiederholungen und zusätzliche Notizen
Übungen Dauer, Wiederholungen und zusätzliche Notizen		
Kernstabilitätsübungen		
Übungen zur Körperhaltung		

„Dinge ändern sich nicht, wir ändern uns." - Henry David Thoreau

Ernährungs-Eintragsformular	☐ Frühstück ☐ Mittagessen ☐ Abendessen	
Reaktionen nach der Mahlzeit	Gut	Schlecht
Appetit Völlegefühl / Sättigung Heißhunger	Nach der Mahlzeit... ☐ Völlegefühl, Sättigung ☐ hatte kein Heißhunger auf Süßes ☐ kein Verlangen nach weiterer Nahrung ☐ wurde nicht bald danach hungrig ☐ musste keine Zwischenmahlzeit vor der nächsten Hauptmahlzeit zu mir nehmen	Nach der Mahlzeit... ☐ habe Völlegefühl, bin aber noch hungrig ☐ fühle mich nicht gesättigt, als hätte irgendwas in der Mahlzeit gefehlt ☐ habe Verlangen nach Süßem ☐ habe bald nach dem Essen wieder Hunger ☐ muss kleine Snacks zwischen den Mahlzeiten essen
Energie	Normale Energieaufnahme durch Mahlzeit: ☐ Energie nach dem Essen wiederhergestellt ☐ habe ein gutes, normales und andauerndes Gefühl von Energie und Wohlbefinden	Réponse énergétique faible après un repas: ☐ zu viel oder zu wenig Energie ☐ werde hyperaktiv, nervös oder zitterig ☐ bin hyperaktiv, fühle mich aber unterschwellig erschöpft ☐ Energieabfall, Müdigkeit, Erschöpfung, Schläfrigkeit, Trägheit, Lethargie oder Lustlosigkeit
Geistiges Wohlbefinden	Normale Auswirkungen: ☐ gesteigertes Wohlbefinden ☐ Gefühl, wieder aufgeladen und wiederhergestellt zu sein ☐ gehobene Gefühlslage ☐ gesteigerte Klarheit und Scharfsinn ☐ Normalisierung der Denkprozesse	Schlechte Auswirkungen: ☐ geistig langsam, träge, benommen ☐ Unfähigkeit klar oder schnell zu denken ☐ hyperaktiv, schnelle Gedankensprünge ☐ Unfähigkeit sich zu Konzentrieren oder die Aufmerksamkeit zu halten ☐ zu schwache Stimmungen: Apathie, Depressionen, Traurigkeit ☐ zu übertriebene Stimmungen: ängstlich, besessen, angsterfüllt, wütend, reizbar, etc.

ERNÄHRUNGS- UND ÜBUNGSTAGEBUCH   WOCHE 5 / TAG 31

Datum : _____

Ernährungs- und Übungsziele : _____

_____

_____

_____

Mahlzeit	Liste der Nahrungsmittel, die Sie verzehrten	Zusätzliche Notizen
Frühstück		
Mittagessen		
Abendessen		
Snack		

	Übungen	Dauer, Wiederholungen und zusätzliche Notizen
Übungen Dauer, Wiederholungen und zusätzliche Notizen		
Kernstabilitätsübungen		
Übungen zur Körperhaltung		

„Der einzige Weg um etwas zu vollenden ist es etwas anzufangen." - Unbekannter Autor

Ernährungs-Eintragsformular ☐ Frühstück ☐ Mittagessen ☐ Abendessen		
Reaktionen nach der Mahlzeit	Gut	Schlecht
Appetit Völlegefühl / Sättigung Heißhunger	Nach der Mahlzeit... ☐ Völlegefühl, Sättigung ☐ hatte kein Heißhunger auf Süßes ☐ kein Verlangen nach weiterer Nahrung ☐ wurde nicht bald danach hungrig ☐ musste keine Zwischenmahlzeit vor der nächsten Hauptmahlzeit zu mir nehmen	Nach der Mahlzeit... ☐ habe Völlegefühl, bin aber noch hungrig ☐ fühle mich nicht gesättigt, als hätte irgendwas in der Mahlzeit gefehlt ☐ habe Verlangen nach Süßem ☐ habe bald nach dem Essen wieder Hunger ☐ muss kleine Snacks zwischen den Mahlzeiten essen
Energie	Normale Energieaufnahme durch Mahlzeit: ☐ Energie nach dem Essen wiederhergestellt ☐ habe ein gutes, normales und andauerndes Gefühl von Energie und Wohlbefinden	Réponse énergétique faible après un repas: ☐ zu viel oder zu wenig Energie ☐ werde hyperaktiv, nervös oder zitterig ☐ bin hyperaktiv, fühle mich aber unterschwellig erschöpft ☐ Energieabfall, Müdigkeit, Erschöpfung, Schläfrigkeit, Trägheit, Lethargie oder Lustlosigkeit
Geistiges Wohlbefinden	Normale Auswirkungen: ☐ gesteigertes Wohlbefinden ☐ Gefühl, wieder aufgeladen und wiederhergestellt zu sein ☐ gehobene Gefühlslage ☐ gesteigerte Klarheit und Scharfsinn ☐ Normalisierung der Denkprozesse	Schlechte Auswirkungen: ☐ geistig langsam, träge, benommen ☐ Unfähigkeit klar oder schnell zu denken ☐ hyperaktiv, schnelle Gedankensprünge ☐ Unfähigkeit sich zu Konzentrieren oder die Aufmerksamkeit zu halten ☐ zu schwache Stimmungen: Apathie, Depressionen, Traurigkeit ☐ zu übertriebene Stimmungen: ängstlich, besessen, angsterfüllt, wütend, reizbar, etc.

ERNÄHRUNGS- UND ÜBUNGSTAGEBUCH   WOCHE 5 / TAG 32

Datum : _____

Ernährungs- und Übungsziele : _____

_____

_____

_____

_____

Mahlzeit	Liste der Nahrungsmittel, die Sie verzehrten	Zusätzliche Notizen
Frühstück		
Mittagessen		
Abendessen		
Snack		

	Übungen	Dauer, Wiederholungen und zusätzliche Notizen
Übungen Dauer, Wiederholungen und zusätzliche Notizen		
Kernstabilitätsübungen		
Übungen zur Körperhaltung		

„Um etwas zu vollbringen muss Ihr Wille Erfolg zu haben,
größer sein als Ihre Angst vor Versagen." - Bill Cosby

Ernährungs-Eintragsformular ☐ Frühstück ☐ Mittagessen ☐ Abendessen		
Reaktionen nach der Mahlzeit	Gut	Schlecht
Appetit Völlegefühl / Sättigung Heißhunger	Nach der Mahlzeit... ☐ Völlegefühl, Sättigung ☐ hatte kein Heißhunger auf Süßes ☐ kein Verlangen nach weiterer Nahrung ☐ wurde nicht bald danach hungrig ☐ musste keine Zwischenmahlzeit vor der nächsten Hauptmahlzeit zu mir nehmen	Nach der Mahlzeit... ☐ habe Völlegefühl, bin aber noch hungrig ☐ fühle mich nicht gesättigt, als hätte irgendwas in der Mahlzeit gefehlt ☐ habe Verlangen nach Süßem ☐ habe bald nach dem Essen wieder Hunger ☐ muss kleine Snacks zwischen den Mahlzeiten essen
Energie	Normale Energieaufnahme durch Mahlzeit: ☐ Energie nach dem Essen wiederhergestellt ☐ habe ein gutes, normales und andauerndes Gefühl von Energie und Wohlbefinden	Réponse énergétique faible après un repas: ☐ zu viel oder zu wenig Energie ☐ werde hyperaktiv, nervös oder zitterig ☐ bin hyperaktiv, fühle mich aber unterschwellig erschöpft ☐ Energieabfall, Müdigkeit, Erschöpfung, Schläfrigkeit, Trägheit, Lethargie oder Lustlosigkeit
Geistiges Wohlbefinden	Normale Auswirkungen: ☐ gesteigertes Wohlbefinden ☐ Gefühl, wieder aufgeladen und wiederhergestellt zu sein ☐ gehobene Gefühlslage ☐ gesteigerte Klarheit und Scharfsinn ☐ Normalisierung der Denkprozesse	Schlechte Auswirkungen: ☐ geistig langsam, träge, benommen ☐ Unfähigkeit klar oder schnell zu denken ☐ hyperaktiv, schnelle Gedankensprünge ☐ Unfähigkeit sich zu Konzentrieren oder die Aufmerksamkeit zu halten ☐ zu schwache Stimmungen: Apathie, Depressionen, Traurigkeit ☐ zu übertriebene Stimmungen: ängstlich, besessen, angsterfüllt, wütend, reizbar, etc.

ERNÄHRUNGS- UND ÜBUNGSTAGEBUCH   WOCHE 5 / TAG 33

Datum : _____

Ernährungs- und Übungsziele : _____

_____

_____

_____

_____

Mahlzeit	Liste der Nahrungsmittel, die Sie verzehrten	Zusätzliche Notizen
Frühstück		
Mittagessen		
Abendessen		
Snack		

	Übungen	Dauer, Wiederholungen und zusätzliche Notizen
Übungen Dauer, Wiederholungen und zusätzliche Notizen		
Kernstabilitätsübungen		
Übungen zur Körperhaltung		

> „Der Wille zu gewinnen, der Wunsch erfolgreich zu sein, das Verlangen Ihr volles Potential auszuleben... dies sind die Schlüssel, die Ihnen die Tür zum persönlichen Erfolg." - Confucius

Ernährungs-Eintragsformular	☐ Frühstück	☐ Mittagessen	☐ Abendessen

Reaktionen nach der Mahlzeit	Gut	Schlecht
Appetit Völlegefühl / Sättigung Heißhunger	Nach der Mahlzeit... ☐ Völlegefühl, Sättigung ☐ hatte kein Heißhunger auf Süßes ☐ kein Verlangen nach weiterer Nahrung ☐ wurde nicht bald danach hungrig ☐ musste keine Zwischenmahlzeit vor der nächsten Hauptmahlzeit zu mir nehmen	Nach der Mahlzeit... ☐ habe Völlegefühl, bin aber noch hungrig ☐ fühle mich nicht gesättigt, als hätte irgendwas in der Mahlzeit gefehlt ☐ habe Verlangen nach Süßem ☐ habe bald nach dem Essen wieder Hunger ☐ muss kleine Snacks zwischen den Mahlzeiten essen
Energie	Normale Energieaufnahme durch Mahlzeit: ☐ Energie nach dem Essen wiederhergestellt ☐ habe ein gutes, normales und andauerndes Gefühl von Energie und Wohlbefinden	Réponse énergétique faible après un repas: ☐ zu viel oder zu wenig Energie ☐ werde hyperaktiv, nervös oder zitterig ☐ bin hyperaktiv, fühle mich aber unterschwellig erschöpft ☐ Energieabfall, Müdigkeit, Erschöpfung, Schläfrigkeit, Trägheit, Lethargie oder Lustlosigkeit
Geistiges Wohlbefinden	Normale Auswirkungen: ☐ gesteigertes Wohlbefinden ☐ Gefühl, wieder aufgeladen und wiederhergestellt zu sein ☐ gehobene Gefühlslage ☐ gesteigerte Klarheit und Scharfsinn ☐ Normalisierung der Denkprozesse	Schlechte Auswirkungen: ☐ geistig langsam, träge, benommen ☐ Unfähigkeit klar oder schnell zu denken ☐ hyperaktiv, schnelle Gedankensprünge ☐ Unfähigkeit sich zu Konzentrieren oder die Aufmerksamkeit zu halten ☐ zu schwache Stimmungen: Apathie, Depressionen, Traurigkeit ☐ zu übertriebene Stimmungen: ängstlich, besessen, angsterfüllt, wütend, reizbar, etc.

ERNÄHRUNGS- UND ÜBUNGSTAGEBUCH   WOCHE 5 / TAG 34

Datum : _____

Ernährungs- und Übungsziele : _____

_____

_____

_____

Mahlzeit	Liste der Nahrungsmittel, die Sie verzehrten	Zusätzliche Notizen
Frühstück		
Mittagessen		
Abendessen		
Snack		

	Übungen	Dauer, Wiederholungen und zusätzliche Notizen
Übungen Dauer, Wiederholungen und zusätzliche Notizen		
Kernstabilitätsübungen		
Übungen zur Körperhaltung		

„Der furchterregendste Augenblick ist immer der kurz vor dem Start." - Stephen King

Ernährungs-Eintragsformular	☐ Frühstück	☐ Mittagessen	☐ Abendessen

Reaktionen nach der Mahlzeit	Gut	Schlecht
Appetit Völlegefühl / Sättigung Heißhunger	Nach der Mahlzeit... ☐ Völlegefühl, Sättigung ☐ hatte kein Heißhunger auf Süßes ☐ kein Verlangen nach weiterer Nahrung ☐ wurde nicht bald danach hungrig ☐ musste keine Zwischenmahlzeit vor der nächsten Hauptmahlzeit zu mir nehmen	Nach der Mahlzeit... ☐ habe Völlegefühl, bin aber noch hungrig ☐ fühle mich nicht gesättigt, als hätte irgendwas in der Mahlzeit gefehlt ☐ habe Verlangen nach Süßem ☐ habe bald nach dem Essen wieder Hunger ☐ muss kleine Snacks zwischen den Mahlzeiten essen
Energie	Normale Energieaufnahme durch Mahlzeit: ☐ Energie nach dem Essen wiederhergestellt ☐ habe ein gutes, normales und andauerndes Gefühl von Energie und Wohlbefinden	Réponse énergétique faible après un repas: ☐ zu viel oder zu wenig Energie ☐ werde hyperaktiv, nervös oder zitterig ☐ bin hyperaktiv, fühle mich aber unterschwellig erschöpft ☐ Energieabfall, Müdigkeit, Erschöpfung, Schläfrigkeit, Trägheit, Lethargie oder Lustlosigkeit
Geistiges Wohlbefinden	Normale Auswirkungen: ☐ gesteigertes Wohlbefinden ☐ Gefühl, wieder aufgeladen und wiederhergestellt zu sein ☐ gehobene Gefühlslage ☐ gesteigerte Klarheit und Scharfsinn ☐ Normalisierung der Denkprozesse	Schlechte Auswirkungen: ☐ geistig langsam, träge, benommen ☐ Unfähigkeit klar oder schnell zu denken ☐ hyperaktiv, schnelle Gedankensprünge ☐ Unfähigkeit sich zu Konzentrieren oder die Aufmerksamkeit zu halten ☐ zu schwache Stimmungen: Apathie, Depressionen, Traurigkeit ☐ zu übertriebene Stimmungen: ängstlich, besessen, angsterfüllt, wütend, reizbar, etc.

ERNÄHRUNGS- UND ÜBUNGSTAGEBUCH WOCHE 5 / TAG 35

Datum : _____

Ernährungs- und Übungsziele : _____

_____

_____

_____

_____

Mahlzeit	Liste der Nahrungsmittel, die Sie verzehrten	Zusätzliche Notizen
Frühstück		
Mittagessen		
Abendessen		
Snack		

	Übungen	Dauer, Wiederholungen und zusätzliche Notizen
Übungen Dauer, Wiederholungen und zusätzliche Notizen		
Kernstabilitätsübungen		
Übungen zur Körperhaltung		

„Glücklich sind die Menschen, die träume Träumen und dazu bereit sind jeden
Preis zu zahlen um sie zu verwirklichen." - Leon J. Suenes

Ernährungs-Eintragsformular	☐ Frühstück ☐ Mittagessen ☐ Abendessen	
Reaktionen nach der Mahlzeit	Gut	Schlecht
Appetit Völlegefühl / Sättigung Heißhunger	Nach der Mahlzeit... ☐ Völlegefühl, Sättigung ☐ hatte kein Heißhunger auf Süßes ☐ kein Verlangen nach weiterer Nahrung ☐ wurde nicht bald danach hungrig ☐ musste keine Zwischenmahlzeit vor der nächsten Hauptmahlzeit zu mir nehmen	Nach der Mahlzeit... ☐ habe Völlegefühl, bin aber noch hungrig ☐ fühle mich nicht gesättigt, als hätte irgendwas in der Mahlzeit gefehlt ☐ habe Verlangen nach Süßem ☐ habe bald nach dem Essen wieder Hunger ☐ muss kleine Snacks zwischen den Mahlzeiten essen
Energie	Normale Energieaufnahme durch Mahlzeit: ☐ Energie nach dem Essen wiederhergestellt ☐ habe ein gutes, normales und andauerndes Gefühl von Energie und Wohlbefinden	Réponse énergétique faible après un repas: ☐ zu viel oder zu wenig Energie ☐ werde hyperaktiv, nervös oder zitterig ☐ bin hyperaktiv, fühle mich aber unterschwellig erschöpft ☐ Energieabfall, Müdigkeit, Erschöpfung, Schläfrigkeit, Trägheit, Lethargie oder Lustlosigkeit
Geistiges Wohlbefinden	Normale Auswirkungen: ☐ gesteigertes Wohlbefinden ☐ Gefühl, wieder aufgeladen und wiederhergestellt zu sein ☐ gehobene Gefühlslage ☐ gesteigerte Klarheit und Scharfsinn ☐ Normalisierung der Denkprozesse	Schlechte Auswirkungen: ☐ geistig langsam, träge, benommen ☐ Unfähigkeit klar oder schnell zu denken ☐ hyperaktiv, schnelle Gedankensprünge ☐ Unfähigkeit sich zu Konzentrieren oder die Aufmerksamkeit zu halten ☐ zu schwache Stimmungen: Apathie, Depressionen, Traurigkeit ☐ zu übertriebene Stimmungen: ängstlich, besessen, angsterfüllt, wütend, reizbar, etc.

ERNÄHRUNGS- UND ÜBUNGSTAGEBUCH   WOCHE 6 / TAG 36

Datum : _____

Ernährungs- und Übungsziele : _____

_____

_____

_____

_____

Mahlzeit	Liste der Nahrungsmittel, die Sie verzehrten	Zusätzliche Notizen
Frühstück		
Mittagessen		
Abendessen		
Snack		

	Übungen	Dauer, Wiederholungen und zusätzliche Notizen
Übungen Dauer, Wiederholungen und zusätzliche Notizen		
Kernstabilitätsübungen		
Übungen zur Körperhaltung		

„Wenn wir den richtigen Weg gewählt haben, müssen wir ihn nur noch entlang gehen."
- Zen Sprichwort

Ernährungs-Eintragsformular	☐ Frühstück	☐ Mittagessen	☐ Abendessen

Reaktionen nach der Mahlzeit	Gut	Schlecht
Appetit Völlegefühl / Sättigung Heißhunger	Nach der Mahlzeit... ☐ Völlegefühl, Sättigung ☐ hatte kein Heißhunger auf Süßes ☐ kein Verlangen nach weiterer Nahrung ☐ wurde nicht bald danach hungrig ☐ musste keine Zwischenmahlzeit vor der nächsten Hauptmahlzeit zu mir nehmen	Nach der Mahlzeit... ☐ habe Völlegefühl, bin aber noch hungrig ☐ fühle mich nicht gesättigt, als hätte irgendwas in der Mahlzeit gefehlt ☐ habe Verlangen nach Süßem ☐ habe bald nach dem Essen wieder Hunger ☐ muss kleine Snacks zwischen den Mahlzeiten essen
Energie	Normale Energieaufnahme durch Mahlzeit: ☐ Energie nach dem Essen wiederhergestellt ☐ habe ein gutes, normales und andauerndes Gefühl von Energie und Wohlbefinden	Réponse énergétique faible après un repas: ☐ zu viel oder zu wenig Energie ☐ werde hyperaktiv, nervös oder zitterig ☐ bin hyperaktiv, fühle mich aber unterschwellig erschöpft ☐ Energieabfall, Müdigkeit, Erschöpfung, Schläfrigkeit, Trägheit, Lethargie oder Lustlosigkeit
Geistiges Wohlbefinden	Normale Auswirkungen: ☐ gesteigertes Wohlbefinden ☐ Gefühl, wieder aufgeladen und wiederhergestellt zu sein ☐ gehobene Gefühlslage ☐ gesteigerte Klarheit und Scharfsinn ☐ Normalisierung der Denkprozesse	Schlechte Auswirkungen: ☐ geistig langsam, träge, benommen ☐ Unfähigkeit klar oder schnell zu denken ☐ hyperaktiv, schnelle Gedankensprünge ☐ Unfähigkeit sich zu Konzentrieren oder die Aufmerksamkeit zu halten ☐ zu schwache Stimmungen: Apathie, Depressionen, Traurigkeit ☐ zu übertriebene Stimmungen: ängstlich, besessen, angsterfüllt, wütend, reizbar, etc.

ERNÄHRUNGS- UND ÜBUNGSTAGEBUCH   WOCHE 6 / TAG 37

Datum : _____

Ernährungs- und Übungsziele : _____

_____

_____

_____

_____

Mahlzeit	Liste der Nahrungsmittel, die Sie verzehrten	Zusätzliche Notizen
Frühstück		
Mittagessen		
Abendessen		
Snack		

	Übungen	Dauer, Wiederholungen und zusätzliche Notizen
Übungen Dauer, Wiederholungen und zusätzliche Notizen		
Kernstabilitätsübungen		
Übungen zur Körperhaltung		

„Es ist nie zu spät um zu der Person zu werden, die Sie sein sollten." - George Eliot

Ernährungs-Eintragsformular	☐ Frühstück ☐ Mittagessen ☐ Abendessen	
Reaktionen nach der Mahlzeit	Gut	Schlecht
Appetit Völlegefühl / Sättigung Heißhunger	Nach der Mahlzeit... ☐ Völlegefühl, Sättigung ☐ hatte kein Heißhunger auf Süßes ☐ kein Verlangen nach weiterer Nahrung ☐ wurde nicht bald danach hungrig ☐ musste keine Zwischenmahlzeit vor der nächsten Hauptmahlzeit zu mir nehmen	Nach der Mahlzeit... ☐ habe Völlegefühl, bin aber noch hungrig ☐ fühle mich nicht gesättigt, als hätte irgendwas in der Mahlzeit gefehlt ☐ habe Verlangen nach Süßem ☐ habe bald nach dem Essen wieder Hunger ☐ muss kleine Snacks zwischen den Mahlzeiten essen
Energie	Normale Energieaufnahme durch Mahlzeit: ☐ Energie nach dem Essen wiederhergestellt ☐ habe ein gutes, normales und andauerndes Gefühl von Energie und Wohlbefinden	Réponse énergétique faible après un repas: ☐ zu viel oder zu wenig Energie ☐ werde hyperaktiv, nervös oder zitterig ☐ bin hyperaktiv, fühle mich aber unterschwellig erschöpft ☐ Energieabfall, Müdigkeit, Erschöpfung, Schläfrigkeit, Trägheit, Lethargie oder Lustlosigkeit
Geistiges Wohlbefinden	Normale Auswirkungen: ☐ gesteigertes Wohlbefinden ☐ Gefühl, wieder aufgeladen und wiederhergestellt zu sein ☐ gehobene Gefühlslage ☐ gesteigerte Klarheit und Scharfsinn ☐ Normalisierung der Denkprozesse	Schlechte Auswirkungen: ☐ geistig langsam, träge, benommen ☐ Unfähigkeit klar oder schnell zu denken ☐ hyperaktiv, schnelle Gedankensprünge ☐ Unfähigkeit sich zu Konzentrieren oder die Aufmerksamkeit zu halten ☐ zu schwache Stimmungen: Apathie, Depressionen, Traurigkeit ☐ zu übertriebene Stimmungen: ängstlich, besessen, angsterfüllt, wütend, reizbar, etc.

ERNÄHRUNGS- UND ÜBUNGSTAGEBUCH   WOCHE 6 / TAG 38

Datum : _____

Ernährungs- und Übungsziele : _____

_____

_____

_____

_____

Mahlzeit	Liste der Nahrungsmittel, die Sie verzehrten	Zusätzliche Notizen
Frühstück		
Mittagessen		
Abendessen		
Snack		

	Übungen	Dauer, Wiederholungen und zusätzliche Notizen
Übungen Dauer, Wiederholungen und zusätzliche Notizen		
Kernstabilitätsübungen		
Übungen zur Körperhaltung		

„Die beste Art die Zukunft vorherzusehen ist es sie zu kreieren." - Abraham Lincoln

Ernährungs-Eintragsformular ☐ Frühstück ☐ Mittagessen ☐ Abendessen		
Reaktionen nach der Mahlzeit	Gut	Schlecht
Appetit Völlegefühl / Sättigung Heißhunger	Nach der Mahlzeit... ☐ Völlegefühl, Sättigung ☐ hatte kein Heißhunger auf Süßes ☐ kein Verlangen nach weiterer Nahrung ☐ wurde nicht bald danach hungrig ☐ musste keine Zwischenmahlzeit vor der nächsten Hauptmahlzeit zu mir nehmen	Nach der Mahlzeit... ☐ habe Völlegefühl, bin aber noch hungrig ☐ fühle mich nicht gesättigt, als hätte irgendwas in der Mahlzeit gefehlt ☐ habe Verlangen nach Süßem ☐ habe bald nach dem Essen wieder Hunger ☐ muss kleine Snacks zwischen den Mahlzeiten essen
Energie	Normale Energieaufnahme durch Mahlzeit: ☐ Energie nach dem Essen wiederhergestellt ☐ habe ein gutes, normales und andauerndes Gefühl von Energie und Wohlbefinden	Réponse énergétique faible après un repas: ☐ zu viel oder zu wenig Energie ☐ werde hyperaktiv, nervös oder zitterig ☐ bin hyperaktiv, fühle mich aber unterschwellig erschöpft ☐ Energieabfall, Müdigkeit, Erschöpfung, Schläfrigkeit, Trägheit, Lethargie oder Lustlosigkeit
Geistiges Wohlbefinden	Normale Auswirkungen: ☐ gesteigertes Wohlbefinden ☐ Gefühl, wieder aufgeladen und wiederhergestellt zu sein ☐ gehobene Gefühlslage ☐ gesteigerte Klarheit und Scharfsinn ☐ Normalisierung der Denkprozesse	Schlechte Auswirkungen: ☐ geistig langsam, träge, benommen ☐ Unfähigkeit klar oder schnell zu denken ☐ hyperaktiv, schnelle Gedankensprünge ☐ Unfähigkeit sich zu Konzentrieren oder die Aufmerksamkeit zu halten ☐ zu schwache Stimmungen: Apathie, Depressionen, Traurigkeit ☐ zu übertriebene Stimmungen: ängstlich, besessen, angsterfüllt, wütend, reizbar, etc.

ERNÄHRUNGS- UND ÜBUNGSTAGEBUCH WOCHE 6 / TAG 39

Datum : _____

Ernährungs- und Übungsziele : _____

_____

_____

_____

_____

Mahlzeit	Liste der Nahrungsmittel, die Sie verzehrten	Zusätzliche Notizen
Frühstück		
Mittagessen		
Abendessen		
Snack		

	Übungen	Dauer, Wiederholungen und zusätzliche Notizen
Übungen Dauer, Wiederholungen und zusätzliche Notizen		
Kernstabilitätsübungen		
Übungen zur Körperhaltung		

„In jeder Situation ist es das Beste das Richtige zu tun, das Nächstbeste was Sie tun können ist das Falsche, das Schlechteste was Sie tun können ist es gar nichts zu unternehmen." - Theodore Roosevelt

Ernährungs-Eintragsformular	☐ Frühstück	☐ Mittagessen	☐ Abendessen
Reaktionen nach der Mahlzeit	**Gut**		**Schlecht**
Appetit Völlegefühl / Sättigung Heißhunger	Nach der Mahlzeit... ☐ Völlegefühl, Sättigung ☐ hatte kein Heißhunger auf Süßes ☐ kein Verlangen nach weiterer Nahrung ☐ wurde nicht bald danach hungrig ☐ musste keine Zwischenmahlzeit vor der nächsten Hauptmahlzeit zu mir nehmen		Nach der Mahlzeit... ☐ habe Völlegefühl, bin aber noch hungrig ☐ fühle mich nicht gesättigt, als hätte irgendwas in der Mahlzeit gefehlt ☐ habe Verlangen nach Süßem ☐ habe bald nach dem Essen wieder Hunger ☐ muss kleine Snacks zwischen den Mahlzeiten essen
Energie	Normale Energieaufnahme durch Mahlzeit: ☐ Energie nach dem Essen wiederhergestellt ☐ habe ein gutes, normales und andauerndes Gefühl von Energie und Wohlbefinden		Réponse énergétique faible après un repas: ☐ zu viel oder zu wenig Energie ☐ werde hyperaktiv, nervös oder zitterig ☐ bin hyperaktiv, fühle mich aber unterschwellig erschöpft ☐ Energieabfall, Müdigkeit, Erschöpfung, Schläfrigkeit, Trägheit, Lethargie oder Lustlosigkeit
Geistiges Wohlbefinden	Normale Auswirkungen: ☐ gesteigertes Wohlbefinden ☐ Gefühl, wieder aufgeladen und wiederhergestellt zu sein ☐ gehobene Gefühlslage ☐ gesteigerte Klarheit und Scharfsinn ☐ Normalisierung der Denkprozesse		Schlechte Auswirkungen: ☐ geistig langsam, träge, benommen ☐ Unfähigkeit klar oder schnell zu denken ☐ hyperaktiv, schnelle Gedankensprünge ☐ Unfähigkeit sich zu Konzentrieren oder die Aufmerksamkeit zu halten ☐ zu schwache Stimmungen: Apathie, Depressionen, Traurigkeit ☐ zu übertriebene Stimmungen: ängstlich, besessen, angsterfüllt, wütend, reizbar, etc.

ERNÄHRUNGS- UND ÜBUNGSTAGEBUCH   WOCHE 6 / TAG 40

Datum : _____

Ernährungs- und Übungsziele : _____

_____

_____

_____

_____

Mahlzeit	Liste der Nahrungsmittel, die Sie verzehrten	Zusätzliche Notizen
Frühstück		
Mittagessen		
Abendessen		
Snack		

	Übungen	Dauer, Wiederholungen und zusätzliche Notizen
Übungen Dauer, Wiederholungen und zusätzliche Notizen		
Kernstabilitätsübungen		
Übungen zur Körperhaltung		

„Verändern Sie die Welt und Sie führen; akzeptieren Sie Veränderung und Sie überleben; widersetzen Sie sich der Veränderung und Sie sterben." - Ray Norda

Ernährungs-Eintragsformular	☐ Frühstück ☐ Mittagessen ☐ Abendessen	
Reaktionen nach der Mahlzeit	Gut	Schlecht
Appetit Völlegefühl / Sättigung Heißhunger	Nach der Mahlzeit... ☐ Völlegefühl, Sättigung ☐ hatte kein Heißhunger auf Süßes ☐ kein Verlangen nach weiterer Nahrung ☐ wurde nicht bald danach hungrig ☐ musste keine Zwischenmahlzeit vor der nächsten Hauptmahlzeit zu mir nehmen	Nach der Mahlzeit... ☐ habe Völlegefühl, bin aber noch hungrig ☐ fühle mich nicht gesättigt, als hätte irgendwas in der Mahlzeit gefehlt ☐ habe Verlangen nach Süßem ☐ habe bald nach dem Essen wieder Hunger ☐ muss kleine Snacks zwischen den Mahlzeiten essen
Energie	Normale Energieaufnahme durch Mahlzeit: ☐ Energie nach dem Essen wiederhergestellt ☐ habe ein gutes, normales und andauerndes Gefühl von Energie und Wohlbefinden	Réponse énergétique faible après un repas: ☐ zu viel oder zu wenig Energie ☐ werde hyperaktiv, nervös oder zitterig ☐ bin hyperaktiv, fühle mich aber unterschwellig erschöpft ☐ Energieabfall, Müdigkeit, Erschöpfung, Schläfrigkeit, Trägheit, Lethargie oder Lustlosigkeit
Geistiges Wohlbefinden	Normale Auswirkungen: ☐ gesteigertes Wohlbefinden ☐ Gefühl, wieder aufgeladen und wiederhergestellt zu sein ☐ gehobene Gefühlslage ☐ gesteigerte Klarheit und Scharfsinn ☐ Normalisierung der Denkprozesse	Schlechte Auswirkungen: ☐ geistig langsam, träge, benommen ☐ Unfähigkeit klar oder schnell zu denken ☐ hyperaktiv, schnelle Gedankensprünge ☐ Unfähigkeit sich zu Konzentrieren oder die Aufmerksamkeit zu halten ☐ zu schwache Stimmungen: Apathie, Depressionen, Traurigkeit ☐ zu übertriebene Stimmungen: ängstlich, besessen, angsterfüllt, wütend, reizbar, etc.

ERNÄHRUNGS- UND ÜBUNGSTAGEBUCH   WOCHE 6 / TAG 41

Datum : _____

Ernährungs- und Übungsziele : _____

_____

_____

_____

_____

Mahlzeit	Liste der Nahrungsmittel, die Sie verzehrten	Zusätzliche Notizen
Frühstück		
Mittagessen		
Abendessen		
Snack		

	Übungen	Dauer, Wiederholungen und zusätzliche Notizen
Übungen Dauer, Wiederholungen und zusätzliche Notizen		
Kernstabilitätsübungen		
Übungen zur Körperhaltung		

„Wenn sie Ihre Träume verwirklichen wollen, müssen Sie zuerst aufwachen."
- J.M. Power

Ernährungs-Eintragsformular	☐ Frühstück	☐ Mittagessen	☐ Abendessen
Reaktionen nach der Mahlzeit	**Gut**		**Schlecht**
Appetit Völlegefühl / Sättigung Heißhunger	Nach der Mahlzeit... ☐ Völlegefühl, Sättigung ☐ hatte kein Heißhunger auf Süßes ☐ kein Verlangen nach weiterer Nahrung ☐ wurde nicht bald danach hungrig ☐ musste keine Zwischenmahlzeit vor der nächsten Hauptmahlzeit zu mir nehmen		Nach der Mahlzeit... ☐ habe Völlegefühl, bin aber noch hungrig ☐ fühle mich nicht gesättigt, als hätte irgendwas in der Mahlzeit gefehlt ☐ habe Verlangen nach Süßem ☐ habe bald nach dem Essen wieder Hunger ☐ muss kleine Snacks zwischen den Mahlzeiten essen
Energie	Normale Energieaufnahme durch Mahlzeit: ☐ Energie nach dem Essen wiederhergestellt ☐ habe ein gutes, normales und andauerndes Gefühl von Energie und Wohlbefinden		Réponse énergétique faible après un repas: ☐ zu viel oder zu wenig Energie ☐ werde hyperaktiv, nervös oder zitterig ☐ bin hyperaktiv, fühle mich aber unterschwellig erschöpft ☐ Energieabfall, Müdigkeit, Erschöpfung, Schläfrigkeit, Trägheit, Lethargie oder Lustlosigkeit
Geistiges Wohlbefinden	Normale Auswirkungen: ☐ gesteigertes Wohlbefinden ☐ Gefühl, wieder aufgeladen und wiederhergestellt zu sein ☐ gehobene Gefühlslage ☐ gesteigerte Klarheit und Scharfsinn ☐ Normalisierung der Denkprozesse		Schlechte Auswirkungen: ☐ geistig langsam, träge, benommen ☐ Unfähigkeit klar oder schnell zu denken ☐ hyperaktiv, schnelle Gedankensprünge ☐ Unfähigkeit sich zu Konzentrieren oder die Aufmerksamkeit zu halten ☐ zu schwache Stimmungen: Apathie, Depressionen, Traurigkeit ☐ zu übertriebene Stimmungen: ängstlich, besessen, angsterfüllt, wütend, reizbar, etc.

ERNÄHRUNGS- UND ÜBUNGSTAGEBUCH   WOCHE 6 / TAG 42

Datum : ───────────────

Ernährungs- und Übungsziele : ──────────────────────────────

──

──

──

──

Mahlzeit	Liste der Nahrungsmittel, die Sie verzehrten	Zusätzliche Notizen
Frühstück		
Mittagessen		
Abendessen		
Snack		

	Übungen	Dauer, Wiederholungen und zusätzliche Notizen
Übungen Dauer, Wiederholungen und zusätzliche Notizen		
Kernstabilitätsübungen		
Übungen zur Körperhaltung		

„Niemand von weiß, was als nächsten geschehen kann, doch wir gehen trotzdem immer weiter nach vorn. Weil wir glauben. Weil Vertrauen haben." - Paulo Coelho, Brida

Ernährungs-Eintragsformular	☐ Frühstück	☐ Mittagessen	☐ Abendessen
Reaktionen nach der Mahlzeit	**Gut**		**Schlecht**
Appetit Völlegefühl / Sättigung Heißhunger	Nach der Mahlzeit... ☐ Völlegefühl, Sättigung ☐ hatte kein Heißhunger auf Süßes ☐ kein Verlangen nach weiterer Nahrung ☐ wurde nicht bald danach hungrig ☐ musste keine Zwischenmahlzeit vor der nächsten Hauptmahlzeit zu mir nehmen		Nach der Mahlzeit... ☐ habe Völlegefühl, bin aber noch hungrig ☐ fühle mich nicht gesättigt, als hätte irgendwas in der Mahlzeit gefehlt ☐ habe Verlangen nach Süßem ☐ habe bald nach dem Essen wieder Hunger ☐ muss kleine Snacks zwischen den Mahlzeiten essen
Energie	Normale Energieaufnahme durch Mahlzeit: ☐ Energie nach dem Essen wiederhergestellt ☐ habe ein gutes, normales und andauerndes Gefühl von Energie und Wohlbefinden		Réponse énergétique faible après un repas: ☐ zu viel oder zu wenig Energie ☐ werde hyperaktiv, nervös oder zitterig ☐ bin hyperaktiv, fühle mich aber unterschwellig erschöpft ☐ Energieabfall, Müdigkeit, Erschöpfung, Schläfrigkeit, Trägheit, Lethargie oder Lustlosigkeit
Geistiges Wohlbefinden	Normale Auswirkungen: ☐ gesteigertes Wohlbefinden ☐ Gefühl, wieder aufgeladen und wiederhergestellt zu sein ☐ gehobene Gefühlslage ☐ gesteigerte Klarheit und Scharfsinn ☐ Normalisierung der Denkprozesse		Schlechte Auswirkungen: ☐ geistig langsam, träge, benommen ☐ Unfähigkeit klar oder schnell zu denken ☐ hyperaktiv, schnelle Gedankensprünge ☐ Unfähigkeit sich zu Konzentrieren oder die Aufmerksamkeit zu halten ☐ zu schwache Stimmungen: Apathie, Depressionen, Traurigkeit ☐ zu übertriebene Stimmungen: ängstlich, besessen, angsterfüllt, wütend, reizbar, etc.

ERNÄHRUNGS- UND ÜBUNGSTAGEBUCH WOCHE 7 / TAG 43

Datum : _____

Ernährungs- und Übungsziele : _____

_____

_____

_____

_____

Mahlzeit	Liste der Nahrungsmittel, die Sie verzehrten	Zusätzliche Notizen
Frühstück		
Mittagessen		
Abendessen		
Snack		

	Übungen	Dauer, Wiederholungen und zusätzliche Notizen
Übungen Dauer, Wiederholungen und zusätzliche Notizen		
Kernstabilitätsübungen		
Übungen zur Körperhaltung		

„Zu glauben bedeutet zu handeln. Sie sind werden nach Ihren Taten beurteilt, nicht nach Gedanken."
- Mitch Alborn

Ernährungs-Eintragsformular	☐ Frühstück	☐ Mittagessen	☐ Abendessen

Reaktionen nach der Mahlzeit	Gut	Schlecht
Appetit Völlegefühl / Sättigung Heißhunger	Nach der Mahlzeit... ☐ Völlegefühl, Sättigung ☐ hatte kein Heißhunger auf Süßes ☐ kein Verlangen nach weiterer Nahrung ☐ wurde nicht bald danach hungrig ☐ musste keine Zwischenmahlzeit vor der nächsten Hauptmahlzeit zu mir nehmen	Nach der Mahlzeit... ☐ habe Völlegefühl, bin aber noch hungrig ☐ fühle mich nicht gesättigt, als hätte irgendwas in der Mahlzeit gefehlt ☐ habe Verlangen nach Süßem ☐ habe bald nach dem Essen wieder Hunger ☐ muss kleine Snacks zwischen den Mahlzeiten essen
Energie	Normale Energieaufnahme durch Mahlzeit: ☐ Energie nach dem Essen wiederhergestellt ☐ habe ein gutes, normales und andauerndes Gefühl von Energie und Wohlbefinden	Réponse énergétique faible après un repas: ☐ zu viel oder zu wenig Energie ☐ werde hyperaktiv, nervös oder zitterig ☐ bin hyperaktiv, fühle mich aber unterschwellig erschöpft ☐ Energieabfall, Müdigkeit, Erschöpfung, Schläfrigkeit, Trägheit, Lethargie oder Lustlosigkeit
Geistiges Wohlbefinden	Normale Auswirkungen: ☐ gesteigertes Wohlbefinden ☐ Gefühl, wieder aufgeladen und wiederhergestellt zu sein ☐ gehobene Gefühlslage ☐ gesteigerte Klarheit und Scharfsinn ☐ Normalisierung der Denkprozesse	Schlechte Auswirkungen: ☐ geistig langsam, träge, benommen ☐ Unfähigkeit klar oder schnell zu denken ☐ hyperaktiv, schnelle Gedankensprünge ☐ Unfähigkeit sich zu Konzentrieren oder die Aufmerksamkeit zu halten ☐ zu schwache Stimmungen: Apathie, Depressionen, Traurigkeit ☐ zu übertriebene Stimmungen: ängstlich, besessen, angsterfüllt, wütend, reizbar, etc.

ERNÄHRUNGS- UND ÜBUNGSTAGEBUCH   WOCHE 7 / TAG 44

Datum : _____

Ernährungs- und Übungsziele : _____

_____

_____

_____

_____

Mahlzeit	Liste der Nahrungsmittel, die Sie verzehrten	Zusätzliche Notizen
Frühstück		
Mittagessen		
Abendessen		
Snack		

	Übungen	Dauer, Wiederholungen und zusätzliche Notizen
Übungen Dauer, Wiederholungen und zusätzliche Notizen		
Kernstabilitätsübungen		
Übungen zur Körperhaltung		

„Gestern ist vergangen. Morgen ist noch nicht da. Wir haben nur den heutigen Tag, also lasst uns beginnen" - Mutter Theresa

Ernährungs-Eintragsformular	☐ Frühstück ☐ Mittagessen ☐ Abendessen	
Reaktionen nach der Mahlzeit	Gut	Schlecht
Appetit Völlegefühl / Sättigung Heißhunger	Nach der Mahlzeit... ☐ Völlegefühl, Sättigung ☐ hatte kein Heißhunger auf Süßes ☐ kein Verlangen nach weiterer Nahrung ☐ wurde nicht bald danach hungrig ☐ musste keine Zwischenmahlzeit vor der nächsten Hauptmahlzeit zu mir nehmen	Nach der Mahlzeit... ☐ habe Völlegefühl, bin aber noch hungrig ☐ fühle mich nicht gesättigt, als hätte irgendwas in der Mahlzeit gefehlt ☐ habe Verlangen nach Süßem ☐ habe bald nach dem Essen wieder Hunger ☐ muss kleine Snacks zwischen den Mahlzeiten essen
Energie	Normale Energieaufnahme durch Mahlzeit: ☐ Energie nach dem Essen wiederhergestellt ☐ habe ein gutes, normales und andauerndes Gefühl von Energie und Wohlbefinden	Réponse énergétique faible après un repas: ☐ zu viel oder zu wenig Energie ☐ werde hyperaktiv, nervös oder zitterig ☐ bin hyperaktiv, fühle mich aber unterschwellig erschöpft ☐ Energieabfall, Müdigkeit, Erschöpfung, Schläfrigkeit, Trägheit, Lethargie oder Lustlosigkeit
Geistiges Wohlbefinden	Normale Auswirkungen: ☐ gesteigertes Wohlbefinden ☐ Gefühl, wieder aufgeladen und wiederhergestellt zu sein ☐ gehobene Gefühlslage ☐ gesteigerte Klarheit und Scharfsinn ☐ Normalisierung der Denkprozesse	Schlechte Auswirkungen: ☐ geistig langsam, träge, benommen ☐ Unfähigkeit klar oder schnell zu denken ☐ hyperaktiv, schnelle Gedankensprünge ☐ Unfähigkeit sich zu Konzentrieren oder die Aufmerksamkeit zu halten ☐ zu schwache Stimmungen: Apathie, Depressionen, Traurigkeit ☐ zu übertriebene Stimmungen: ängstlich, besessen, angsterfüllt, wütend, reizbar, etc.

ERNÄHRUNGS- UND ÜBUNGSTAGEBUCH　　　　WOCHE 7 / TAG 45

Datum : _____

Ernährungs- und Übungsziele : _____

_____

_____

_____

_____

Mahlzeit	Liste der Nahrungsmittel, die Sie verzehrten	Zusätzliche Notizen
Frühstück		
Mittagessen		
Abendessen		
Snack		

	Übungen	Dauer, Wiederholungen und zusätzliche Notizen
Übungen Dauer, Wiederholungen und zusätzliche Notizen		
Kernstabilitätsübungen		
Übungen zur Körperhaltung		

„Sie können sich verspäten, doch die Zeit nicht." - Benjamin Franklin

Ernährungs-Eintragsformular □ Frühstück □ Mittagessen □ Abendessen		
Reaktionen nach der Mahlzeit	Gut	Schlecht
Appetit Völlegefühl / Sättigung Heißhunger	Nach der Mahlzeit... □ Völlegefühl, Sättigung □ hatte kein Heißhunger auf Süßes □ kein Verlangen nach weiterer Nahrung □ wurde nicht bald danach hungrig □ musste keine Zwischenmahlzeit vor der nächsten Hauptmahlzeit zu mir nehmen	Nach der Mahlzeit... □ habe Völlegefühl, bin aber noch hungrig □ fühle mich nicht gesättigt, als hätte irgendwas in der Mahlzeit gefehlt □ habe Verlangen nach Süßem □ habe bald nach dem Essen wieder Hunger □ muss kleine Snacks zwischen den Mahlzeiten essen
Energie	Normale Energieaufnahme durch Mahlzeit: □ Energie nach dem Essen wiederhergestellt □ habe ein gutes, normales und andauerndes Gefühl von Energie und Wohlbefinden	Réponse énergétique faible après un repas: □ zu viel oder zu wenig Energie □ werde hyperaktiv, nervös oder zitterig □ bin hyperaktiv, fühle mich aber unterschwellig erschöpft □ Energieabfall, Müdigkeit, Erschöpfung, Schläfrigkeit, Trägheit, Lethargie oder Lustlosigkeit
Geistiges Wohlbefinden	Normale Auswirkungen: □ gesteigertes Wohlbefinden □ Gefühl, wieder aufgeladen und wiederhergestellt zu sein □ gehobene Gefühlslage □ gesteigerte Klarheit und Scharfsinn □ Normalisierung der Denkprozesse	Schlechte Auswirkungen: □ geistig langsam, träge, benommen □ Unfähigkeit klar oder schnell zu denken □ hyperaktiv, schnelle Gedankensprünge □ Unfähigkeit sich zu Konzentrieren oder die Aufmerksamkeit zu halten □ zu schwache Stimmungen: Apathie, Depressionen, Traurigkeit □ zu übertriebene Stimmungen: ängstlich, besessen, angsterfüllt, wütend, reizbar, etc.

ERNÄHRUNGS- UND ÜBUNGSTAGEBUCH WOCHE 7 / TAG 46

Datum : _____

Ernährungs- und Übungsziele : _____

_____

_____

_____

_____

Mahlzeit	Liste der Nahrungsmittel, die Sie verzehrten	Zusätzliche Notizen
Frühstück		
Mittagessen		
Abendessen		
Snack		

	Übungen	Dauer, Wiederholungen und zusätzliche Notizen
Übungen Dauer, Wiederholungen und zusätzliche Notizen		
Kernstabilitätsübungen		
Übungen zur Körperhaltung		

„Atmen Sie. Lassen Sie los. Und denken Sie daran, dass Sie nur diesen Moment mit Sicherheit besitzen."
- Oprah Winfrey

Ernährungs-Eintragsformular	☐ Frühstück	☐ Mittagessen ☐ Abendessen
Reaktionen nach der Mahlzeit	Gut	Schlecht
Appetit Völlegefühl / Sättigung Heißhunger	Nach der Mahlzeit... ☐ Völlegefühl, Sättigung ☐ hatte kein Heißhunger auf Süßes ☐ kein Verlangen nach weiterer Nahrung ☐ wurde nicht bald danach hungrig ☐ musste keine Zwischenmahlzeit vor der nächsten Hauptmahlzeit zu mir nehmen	Nach der Mahlzeit... ☐ habe Völlegefühl, bin aber noch hungrig ☐ fühle mich nicht gesättigt, als hätte irgendwas in der Mahlzeit gefehlt ☐ habe Verlangen nach Süßem ☐ habe bald nach dem Essen wieder Hunger ☐ muss kleine Snacks zwischen den Mahlzeiten essen
Energie	Normale Energieaufnahme durch Mahlzeit: ☐ Energie nach dem Essen wiederhergestellt ☐ habe ein gutes, normales und andauerndes Gefühl von Energie und Wohlbefinden	Réponse énergétique faible après un repas: ☐ zu viel oder zu wenig Energie ☐ werde hyperaktiv, nervös oder zitterig ☐ bin hyperaktiv, fühle mich aber unterschwellig erschöpft ☐ Energieabfall, Müdigkeit, Erschöpfung, Schläfrigkeit, Trägheit, Lethargie oder Lustlosigkeit
Geistiges Wohlbefinden	Normale Auswirkungen: ☐ gesteigertes Wohlbefinden ☐ Gefühl, wieder aufgeladen und wiederhergestellt zu sein ☐ gehobene Gefühlslage ☐ gesteigerte Klarheit und Scharfsinn ☐ Normalisierung der Denkprozesse	Schlechte Auswirkungen: ☐ geistig langsam, träge, benommen ☐ Unfähigkeit klar oder schnell zu denken ☐ hyperaktiv, schnelle Gedankensprünge ☐ Unfähigkeit sich zu Konzentrieren oder die Aufmerksamkeit zu halten ☐ zu schwache Stimmungen: Apathie, Depressionen, Traurigkeit ☐ zu übertriebene Stimmungen: ängstlich, besessen, angsterfüllt, wütend, reizbar, etc.

ERNÄHRUNGS- UND ÜBUNGSTAGEBUCH   WOCHE 7 / TAG 47

Datum : _____

Ernährungs- und Übungsziele : _____

_____

_____

_____

Mahlzeit	Liste der Nahrungsmittel, die Sie verzehrten	Zusätzliche Notizen
Frühstück		
Mittagessen		
Abendessen		
Snack		

	Übungen	Dauer, Wiederholungen und zusätzliche Notizen
Übungen Dauer, Wiederholungen und zusätzliche Notizen		
Kernstabilitätsübungen		
Übungen zur Körperhaltung		

„Wenn Sie möchten, dass sich Ihr Leben verändert, dann müssen Sie Ihren Entscheidungen ändern, heute ist der beste Tag für einen Neuanfang." - rewirethoughts.com

Ernährungs-Eintragsformular	☐ Frühstück	☐ Mittagessen	☐ Abendessen
Reaktionen nach der Mahlzeit	**Gut**		**Schlecht**
Appetit Völlegefühl / Sättigung Heißhunger	Nach der Mahlzeit... ☐ Völlegefühl, Sättigung ☐ hatte kein Heißhunger auf Süßes ☐ kein Verlangen nach weiterer Nahrung ☐ wurde nicht bald danach hungrig ☐ musste keine Zwischenmahlzeit vor der nächsten Hauptmahlzeit zu mir nehmen		Nach der Mahlzeit... ☐ habe Völlegefühl, bin aber noch hungrig ☐ fühle mich nicht gesättigt, als hätte irgendwas in der Mahlzeit gefehlt ☐ habe Verlangen nach Süßem ☐ habe bald nach dem Essen wieder Hunger ☐ muss kleine Snacks zwischen den Mahlzeiten essen
Energie	Normale Energieaufnahme durch Mahlzeit: ☐ Energie nach dem Essen wiederhergestellt ☐ habe ein gutes, normales und andauerndes Gefühl von Energie und Wohlbefinden		Réponse énergétique faible après un repas: ☐ zu viel oder zu wenig Energie ☐ werde hyperaktiv, nervös oder zitterig ☐ bin hyperaktiv, fühle mich aber unterschwellig erschöpft ☐ Energieabfall, Müdigkeit, Erschöpfung, Schläfrigkeit, Trägheit, Lethargie oder Lustlosigkeit
Geistiges Wohlbefinden	Normale Auswirkungen: ☐ gesteigertes Wohlbefinden ☐ Gefühl, wieder aufgeladen und wiederhergestellt zu sein ☐ gehobene Gefühlslage ☐ gesteigerte Klarheit und Scharfsinn ☐ Normalisierung der Denkprozesse		Schlechte Auswirkungen: ☐ geistig langsam, träge, benommen ☐ Unfähigkeit klar oder schnell zu denken ☐ hyperaktiv, schnelle Gedankensprünge ☐ Unfähigkeit sich zu Konzentrieren oder die Aufmerksamkeit zu halten ☐ zu schwache Stimmungen: Apathie, Depressionen, Traurigkeit ☐ zu übertriebene Stimmungen: ängstlich, besessen, angsterfüllt, wütend, reizbar, etc.

ERNÄHRUNGS- UND ÜBUNGSTAGEBUCH   WOCHE 7 / TAG 48

Datum : _____

Ernährungs- und Übungsziele : _____

_____

_____

_____

_____

Mahlzeit	Liste der Nahrungsmittel, die Sie verzehrten	Zusätzliche Notizen
Frühstück		
Mittagessen		
Abendessen		
Snack		

	Übungen	Dauer, Wiederholungen und zusätzliche Notizen
Übungen Dauer, Wiederholungen und zusätzliche Notizen		
Kernstabilitätsübungen		
Übungen zur Körperhaltung		

„Die besten sechs Ärzte sind: Sonnenschein, Wasser, Ruhe, Luft, Übung und Ernährung, das wird Ihnen jeder zugestehen." - Karen E. Quinones Miller

Ernährungs-Eintragsformular	☐ Frühstück	☐ Mittagessen	☐ Abendessen
Reaktionen nach der Mahlzeit	**Gut**		**Schlecht**
Appetit Völlegefühl / Sättigung Heißhunger	Nach der Mahlzeit... ☐ Völlegefühl, Sättigung ☐ hatte kein Heißhunger auf Süßes ☐ kein Verlangen nach weiterer Nahrung ☐ wurde nicht bald danach hungrig ☐ musste keine Zwischenmahlzeit vor der nächsten Hauptmahlzeit zu mir nehmen		Nach der Mahlzeit... ☐ habe Völlegefühl, bin aber noch hungrig ☐ fühle mich nicht gesättigt, als hätte irgendwas in der Mahlzeit gefehlt ☐ habe Verlangen nach Süßem ☐ habe bald nach dem Essen wieder Hunger ☐ muss kleine Snacks zwischen den Mahlzeiten essen
Energie	Normale Energieaufnahme durch Mahlzeit: ☐ Energie nach dem Essen wiederhergestellt ☐ habe ein gutes, normales und andauerndes Gefühl von Energie und Wohlbefinden		Réponse énergétique faible après un repas: ☐ zu viel oder zu wenig Energie ☐ werde hyperaktiv, nervös oder zitterig ☐ bin hyperaktiv, fühle mich aber unterschwellig erschöpft ☐ Energieabfall, Müdigkeit, Erschöpfung, Schläfrigkeit, Trägheit, Lethargie oder Lustlosigkeit
Geistiges Wohlbefinden	Normale Auswirkungen: ☐ gesteigertes Wohlbefinden ☐ Gefühl, wieder aufgeladen und wiederhergestellt zu sein ☐ gehobene Gefühlslage ☐ gesteigerte Klarheit und Scharfsinn ☐ Normalisierung der Denkprozesse		Schlechte Auswirkungen: ☐ geistig langsam, träge, benommen ☐ Unfähigkeit klar oder schnell zu denken ☐ hyperaktiv, schnelle Gedankensprünge ☐ Unfähigkeit sich zu Konzentrieren oder die Aufmerksamkeit zu halten ☐ zu schwache Stimmungen: Apathie, Depressionen, Traurigkeit ☐ zu übertriebene Stimmungen: ängstlich, besessen, angsterfüllt, wütend, reizbar, etc.

ERNÄHRUNGS- UND ÜBUNGSTAGEBUCH   WOCHE 7 / TAG 49

Datum : _____

Ernährungs- und Übungsziele : _____

_____

_____

_____

Mahlzeit	Liste der Nahrungsmittel, die Sie verzehrten	Zusätzliche Notizen
Frühstück		
Mittagessen		
Abendessen		
Snack		

	Übungen	Dauer, Wiederholungen und zusätzliche Notizen
Übungen Dauer, Wiederholungen und zusätzliche Notizen		
Kernstabilitätsübungen		
Übungen zur Körperhaltung		

„Sie werden nicht immer das bekommen, was Sie sich wünschen, sondern das, was Sie verdienen."
- Unbekannter Autor

Ernährungs-Eintragsformular	☐ Frühstück	☐ Mittagessen	☐ Abendessen

Reaktionen nach der Mahlzeit	Gut	Schlecht
Appetit Völlegefühl / Sättigung Heißhunger	Nach der Mahlzeit... ☐ Völlegefühl, Sättigung ☐ hatte kein Heißhunger auf Süßes ☐ kein Verlangen nach weiterer Nahrung ☐ wurde nicht bald danach hungrig ☐ musste keine Zwischenmahlzeit vor der nächsten Hauptmahlzeit zu mir nehmen	Nach der Mahlzeit... ☐ habe Völlegefühl, bin aber noch hungrig ☐ fühle mich nicht gesättigt, als hätte irgendwas in der Mahlzeit gefehlt ☐ habe Verlangen nach Süßem ☐ habe bald nach dem Essen wieder Hunger ☐ muss kleine Snacks zwischen den Mahlzeiten essen
Energie	Normale Energieaufnahme durch Mahlzeit: ☐ Energie nach dem Essen wiederhergestellt ☐ habe ein gutes, normales und andauerndes Gefühl von Energie und Wohlbefinden	Réponse énergétique faible après un repas: ☐ zu viel oder zu wenig Energie ☐ werde hyperaktiv, nervös oder zitterig ☐ bin hyperaktiv, fühle mich aber unterschwellig erschöpft ☐ Energieabfall, Müdigkeit, Erschöpfung, Schläfrigkeit, Trägheit, Lethargie oder Lustlosigkeit
Geistiges Wohlbefinden	Normale Auswirkungen: ☐ gesteigertes Wohlbefinden ☐ Gefühl, wieder aufgeladen und wiederhergestellt zu sein ☐ gehobene Gefühlslage ☐ gesteigerte Klarheit und Scharfsinn ☐ Normalisierung der Denkprozesse	Schlechte Auswirkungen: ☐ geistig langsam, träge, benommen ☐ Unfähigkeit klar oder schnell zu denken ☐ hyperaktiv, schnelle Gedankensprünge ☐ Unfähigkeit sich zu Konzentrieren oder die Aufmerksamkeit zu halten ☐ zu schwache Stimmungen: Apathie, Depressionen, Traurigkeit ☐ zu übertriebene Stimmungen: ängstlich, besessen, angsterfüllt, wütend, reizbar, etc.

Achte Woche: Bewertung der Skoliose-Symptome

Symbol	Taubheit	Kribbeln	Spannung	Schmerzen
	OOOOO	●●●●	XXXXX	VVVVV

Achte Woche: Markierung der Triggerpunkte

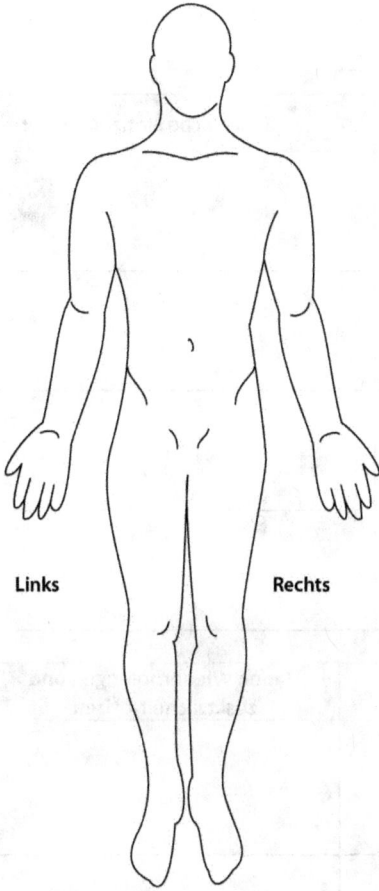

Links   Rechts

Vorderseite

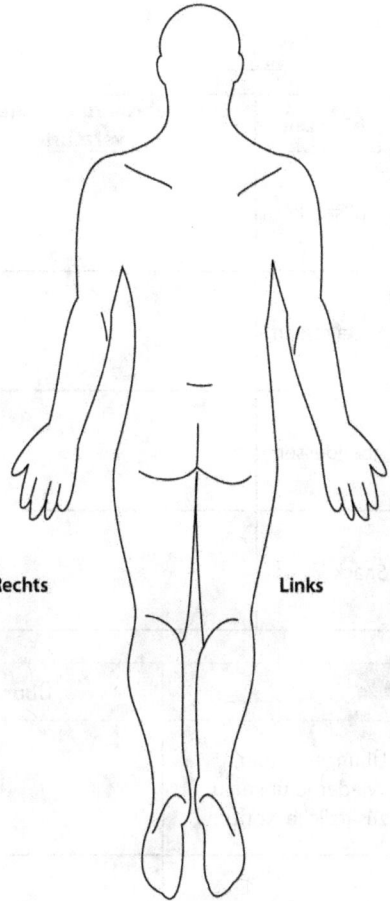

Rechts   Links

Rückseite

ERNÄHRUNGS- UND ÜBUNGSTAGEBUCH   WOCHE 8 / TAG 50

Datum : _____

Ernährungs- und Übungsziele : _____

_____

_____

_____

_____

Mahlzeit	Liste der Nahrungsmittel, die Sie verzehrten	Zusätzliche Notizen
Frühstück		
Mittagessen		
Abendessen		
Snack		

	Übungen	Dauer, Wiederholungen und zusätzliche Notizen
Übungen Dauer, Wiederholungen und zusätzliche Notizen		
Kernstabilitätsübungen		
Übungen zur Körperhaltung		

„Fangen Sie Ihren Tag nicht mit den Bruchstücken von gestern an. Leben Sie nicht in der Vergangenheit und verschwenden Sie Ihre Zeit. Schauen Sie nicht zurück auf das was war, weil Sie dann das, was noch kommt, verpassen werden. " - Unbekannter Autor

Ernährungs-Eintragsformular	☐ Frühstück	☐ Mittagessen	☐ Abendessen
Reaktionen nach der Mahlzeit	**Gut**		**Schlecht**
Appetit Völlegefühl / Sättigung Heißhunger	Nach der Mahlzeit... ☐ Völlegefühl, Sättigung ☐ hatte kein Heißhunger auf Süßes ☐ kein Verlangen nach weiterer Nahrung ☐ wurde nicht bald danach hungrig ☐ musste keine Zwischenmahlzeit vor der nächsten Hauptmahlzeit zu mir nehmen		Nach der Mahlzeit... ☐ habe Völlegefühl, bin aber noch hungrig ☐ fühle mich nicht gesättigt, als hätte irgendwas in der Mahlzeit gefehlt ☐ habe Verlangen nach Süßem ☐ habe bald nach dem Essen wieder Hunger ☐ muss kleine Snacks zwischen den Mahlzeiten essen
Energie	Normale Energieaufnahme durch Mahlzeit: ☐ Energie nach dem Essen wiederhergestellt ☐ habe ein gutes, normales und andauerndes Gefühl von Energie und Wohlbefinden		Réponse énergétique faible après un repas: ☐ zu viel oder zu wenig Energie ☐ werde hyperaktiv, nervös oder zitterig ☐ bin hyperaktiv, fühle mich aber unterschwellig erschöpft ☐ Energieabfall, Müdigkeit, Erschöpfung, Schläfrigkeit, Trägheit, Lethargie oder Lustlosigkeit
Geistiges Wohlbefinden	Normale Auswirkungen: ☐ gesteigertes Wohlbefinden ☐ Gefühl, wieder aufgeladen und wiederhergestellt zu sein ☐ gehobene Gefühlslage ☐ gesteigerte Klarheit und Scharfsinn ☐ Normalisierung der Denkprozesse		Schlechte Auswirkungen: ☐ geistig langsam, träge, benommen ☐ Unfähigkeit klar oder schnell zu denken ☐ hyperaktiv, schnelle Gedankensprünge ☐ Unfähigkeit sich zu Konzentrieren oder die Aufmerksamkeit zu halten ☐ zu schwache Stimmungen: Apathie, Depressionen, Traurigkeit ☐ zu übertriebene Stimmungen: ängstlich, besessen, angsterfüllt, wütend, reizbar, etc.

ERNÄHRUNGS- UND ÜBUNGSTAGEBUCH WOCHE 8 / TAG 51

Datum : _____

Ernährungs- und Übungsziele : _____

_____

_____

_____

_____

Mahlzeit	Liste der Nahrungsmittel, die Sie verzehrten	Zusätzliche Notizen
Frühstück		
Mittagessen		
Abendessen		
Snack		

	Übungen	Dauer, Wiederholungen und zusätzliche Notizen
Übungen Dauer, Wiederholungen und zusätzliche Notizen		
Kernstabilitätsübungen		
Übungen zur Körperhaltung		

„Befreien Sie Ihren Geist von „ich kann nicht"." - Samuel Johnson

Ernährungs-Eintragsformular ☐ Frühstück ☐ Mittagessen ☐ Abendessen		
Reaktionen nach der Mahlzeit	Gut	Schlecht
Appetit Völlegefühl / Sättigung Heißhunger	Nach der Mahlzeit... ☐ Völlegefühl, Sättigung ☐ hatte kein Heißhunger auf Süßes ☐ kein Verlangen nach weiterer Nahrung ☐ wurde nicht bald danach hungrig ☐ musste keine Zwischenmahlzeit vor der nächsten Hauptmahlzeit zu mir nehmen	Nach der Mahlzeit... ☐ habe Völlegefühl, bin aber noch hungrig ☐ fühle mich nicht gesättigt, als hätte irgendwas in der Mahlzeit gefehlt ☐ habe Verlangen nach Süßem ☐ habe bald nach dem Essen wieder Hunger ☐ muss kleine Snacks zwischen den Mahlzeiten essen
Energie	Normale Energieaufnahme durch Mahlzeit: ☐ Energie nach dem Essen wiederhergestellt ☐ habe ein gutes, normales und andauerndes Gefühl von Energie und Wohlbefinden	Réponse énergétique faible après un repas: ☐ zu viel oder zu wenig Energie ☐ werde hyperaktiv, nervös oder zitterig ☐ bin hyperaktiv, fühle mich aber unterschwellig erschöpft ☐ Energieabfall, Müdigkeit, Erschöpfung, Schläfrigkeit, Trägheit, Lethargie oder Lustlosigkeit
Geistiges Wohlbefinden	Normale Auswirkungen: ☐ gesteigertes Wohlbefinden ☐ Gefühl, wieder aufgeladen und wiederhergestellt zu sein ☐ gehobene Gefühlslage ☐ gesteigerte Klarheit und Scharfsinn ☐ Normalisierung der Denkprozesse	Schlechte Auswirkungen: ☐ geistig langsam, träge, benommen ☐ Unfähigkeit klar oder schnell zu denken ☐ hyperaktiv, schnelle Gedankensprünge ☐ Unfähigkeit sich zu Konzentrieren oder die Aufmerksamkeit zu halten ☐ zu schwache Stimmungen: Apathie, Depressionen, Traurigkeit ☐ zu übertriebene Stimmungen: ängstlich, besessen, angsterfüllt, wütend, reizbar, etc.

ERNÄHRUNGS- UND ÜBUNGSTAGEBUCH　　　WOCHE 8 / TAG 52

Datum : _____

Ernährungs- und Übungsziele : _____

_____

_____

_____

Mahlzeit	Liste der Nahrungsmittel, die Sie verzehrten	Zusätzliche Notizen
Frühstück		
Mittagessen		
Abendessen		
Snack		

	Übungen	Dauer, Wiederholungen und zusätzliche Notizen
Übungen Dauer, Wiederholungen und zusätzliche Notizen		
Kernstabilitätsübungen		
Übungen zur Körperhaltung		

„Das einzige schlechte Training ist jenes, das nicht stattgefunden hat." - Unbekannter Autor

Ernährungs-Eintragsformular	☐ Frühstück	☐ Mittagessen	☐ Abendessen

Reaktionen nach der Mahlzeit	Gut	Schlecht
Appetit Völlegefühl / Sättigung Heißhunger	Nach der Mahlzeit... ☐ Völlegefühl, Sättigung ☐ hatte kein Heißhunger auf Süßes ☐ kein Verlangen nach weiterer Nahrung ☐ wurde nicht bald danach hungrig ☐ musste keine Zwischenmahlzeit vor der nächsten Hauptmahlzeit zu mir nehmen	Nach der Mahlzeit... ☐ habe Völlegefühl, bin aber noch hungrig ☐ fühle mich nicht gesättigt, als hätte irgendwas in der Mahlzeit gefehlt ☐ habe Verlangen nach Süßem ☐ habe bald nach dem Essen wieder Hunger ☐ muss kleine Snacks zwischen den Mahlzeiten essen
Energie	Normale Energieaufnahme durch Mahlzeit: ☐ Energie nach dem Essen wiederhergestellt ☐ habe ein gutes, normales und andauerndes Gefühl von Energie und Wohlbefinden	Réponse énergétique faible après un repas: ☐ zu viel oder zu wenig Energie ☐ werde hyperaktiv, nervös oder zitterig ☐ bin hyperaktiv, fühle mich aber unterschwellig erschöpft ☐ Energieabfall, Müdigkeit, Erschöpfung, Schläfrigkeit, Trägheit, Lethargie oder Lustlosigkeit
Geistiges Wohlbefinden	Normale Auswirkungen: ☐ gesteigertes Wohlbefinden ☐ Gefühl, wieder aufgeladen und wiederhergestellt zu sein ☐ gehobene Gefühlslage ☐ gesteigerte Klarheit und Scharfsinn ☐ Normalisierung der Denkprozesse	Schlechte Auswirkungen: ☐ geistig langsam, träge, benommen ☐ Unfähigkeit klar oder schnell zu denken ☐ hyperaktiv, schnelle Gedankensprünge ☐ Unfähigkeit sich zu Konzentrieren oder die Aufmerksamkeit zu halten ☐ zu schwache Stimmungen: Apathie, Depressionen, Traurigkeit ☐ zu übertriebene Stimmungen: ängstlich, besessen, angsterfüllt, wütend, reizbar, etc.

ERNÄHRUNGS- UND ÜBUNGSTAGEBUCH   WOCHE 8 / TAG 53

Datum : _____

Ernährungs- und Übungsziele : _____

_____

_____

_____

_____

Mahlzeit	Liste der Nahrungsmittel, die Sie verzehrten	Zusätzliche Notizen
Frühstück		
Mittagessen		
Abendessen		
Snack		

	Übungen	Dauer, Wiederholungen und zusätzliche Notizen
Übungen Dauer, Wiederholungen und zusätzliche Notizen		
Kernstabilitätsübungen		
Übungen zur Körperhaltung		

„Die Frage lautet niemals können Sie, sondern wollen Sie?" - Unbekannter Autor

Ernährungs-Eintragsformular	☐ Frühstück ☐ Mittagessen ☐ Abendessen	
Reaktionen nach der Mahlzeit	**Gut**	**Schlecht**
Appetit Völlegefühl / Sättigung Heißhunger	Nach der Mahlzeit... ☐ Völlegefühl, Sättigung ☐ hatte kein Heißhunger auf Süßes ☐ kein Verlangen nach weiterer Nahrung ☐ wurde nicht bald danach hungrig ☐ musste keine Zwischenmahlzeit vor der nächsten Hauptmahlzeit zu mir nehmen	Nach der Mahlzeit... ☐ habe Völlegefühl, bin aber noch hungrig ☐ fühle mich nicht gesättigt, als hätte irgendwas in der Mahlzeit gefehlt ☐ habe Verlangen nach Süßem ☐ habe bald nach dem Essen wieder Hunger ☐ muss kleine Snacks zwischen den Mahlzeiten essen
Energie	Normale Energieaufnahme durch Mahlzeit: ☐ Energie nach dem Essen wiederhergestellt ☐ habe ein gutes, normales und andauerndes Gefühl von Energie und Wohlbefinden	Réponse énergétique faible après un repas: ☐ zu viel oder zu wenig Energie ☐ werde hyperaktiv, nervös oder zitterig ☐ bin hyperaktiv, fühle mich aber unterschwellig erschöpft ☐ Energieabfall, Müdigkeit, Erschöpfung, Schläfrigkeit, Trägheit, Lethargie oder Lustlosigkeit
Geistiges Wohlbefinden	Normale Auswirkungen: ☐ gesteigertes Wohlbefinden ☐ Gefühl, wieder aufgeladen und wiederhergestellt zu sein ☐ gehobene Gefühlslage ☐ gesteigerte Klarheit und Scharfsinn ☐ Normalisierung der Denkprozesse	Schlechte Auswirkungen: ☐ geistig langsam, träge, benommen ☐ Unfähigkeit klar oder schnell zu denken ☐ hyperaktiv, schnelle Gedankensprünge ☐ Unfähigkeit sich zu Konzentrieren oder die Aufmerksamkeit zu halten ☐ zu schwache Stimmungen: Apathie, Depressionen, Traurigkeit ☐ zu übertriebene Stimmungen: ängstlich, besessen, angsterfüllt, wütend, reizbar, etc.

Datum : _____

Ernährungs- und Übungsziele : _____

_____

_____

_____

_____

Mahlzeit	Liste der Nahrungsmittel, die Sie verzehrten	Zusätzliche Notizen
Frühstück		
Mittagessen		
Abendessen		
Snack		

	Übungen	Dauer, Wiederholungen und zusätzliche Notizen
Übungen Dauer, Wiederholungen und zusätzliche Notizen		
Kernstabilitätsübungen		
Übungen zur Körperhaltung		

„Wenn Sie Ihre Freunde so behandeln würden wie Ihren Körper, dann hätten Sie keine mehr."
- Unbekannter Autor

Ernährungs-Eintragsformular	☐ Frühstück	☐ Mittagessen	☐ Abendessen

Reaktionen nach der Mahlzeit	Gut	Schlecht
Appetit Völlegefühl / Sättigung Heißhunger	Nach der Mahlzeit... ☐ Völlegefühl, Sättigung ☐ hatte kein Heißhunger auf Süßes ☐ kein Verlangen nach weiterer Nahrung ☐ wurde nicht bald danach hungrig ☐ musste keine Zwischenmahlzeit vor der nächsten Hauptmahlzeit zu mir nehmen	Nach der Mahlzeit... ☐ habe Völlegefühl, bin aber noch hungrig ☐ fühle mich nicht gesättigt, als hätte irgendwas in der Mahlzeit gefehlt ☐ habe Verlangen nach Süßem ☐ habe bald nach dem Essen wieder Hunger ☐ muss kleine Snacks zwischen den Mahlzeiten essen
Energie	Normale Energieaufnahme durch Mahlzeit: ☐ Energie nach dem Essen wiederhergestellt ☐ habe ein gutes, normales und andauerndes Gefühl von Energie und Wohlbefinden	Réponse énergétique faible après un repas: ☐ zu viel oder zu wenig Energie ☐ werde hyperaktiv, nervös oder zitterig ☐ bin hyperaktiv, fühle mich aber unterschwellig erschöpft ☐ Energieabfall, Müdigkeit, Erschöpfung, Schläfrigkeit, Trägheit, Lethargie oder Lustlosigkeit
Geistiges Wohlbefinden	Normale Auswirkungen: ☐ gesteigertes Wohlbefinden ☐ Gefühl, wieder aufgeladen und wiederhergestellt zu sein ☐ gehobene Gefühlslage ☐ gesteigerte Klarheit und Scharfsinn ☐ Normalisierung der Denkprozesse	Schlechte Auswirkungen: ☐ geistig langsam, träge, benommen ☐ Unfähigkeit klar oder schnell zu denken ☐ hyperaktiv, schnelle Gedankensprünge ☐ Unfähigkeit sich zu Konzentrieren oder die Aufmerksamkeit zu halten ☐ zu schwache Stimmungen: Apathie, Depressionen, Traurigkeit ☐ zu übertriebene Stimmungen: ängstlich, besessen, angsterfüllt, wütend, reizbar, etc.

ERNÄHRUNGS- UND ÜBUNGSTAGEBUCH   WOCHE 8 / TAG 55

Datum : _____

Ernährungs- und Übungsziele : _____

_____

_____

_____

_____

Mahlzeit	Liste der Nahrungsmittel, die Sie verzehrten	Zusätzliche Notizen
Frühstück		
Mittagessen		
Abendessen		
Snack		

	Übungen	Dauer, Wiederholungen und zusätzliche Notizen
Übungen Dauer, Wiederholungen und zusätzliche Notizen		
Kernstabilitätsübungen		
Übungen zur Körperhaltung		

„Diät sollte ebenso wie Kleidung maßgeschneidert für Sie sine." - Joan Rivers

Ernährungs-Eintragsformular ☐ Frühstück ☐ Mittagessen ☐ Abendessen		
Reaktionen nach der Mahlzeit	Gut	Schlecht
Appetit Völlegefühl / Sättigung Heißhunger	Nach der Mahlzeit... ☐ Völlegefühl, Sättigung ☐ hatte kein Heißhunger auf Süßes ☐ kein Verlangen nach weiterer Nahrung ☐ wurde nicht bald danach hungrig ☐ musste keine Zwischenmahlzeit vor der nächsten Hauptmahlzeit zu mir nehmen	Nach der Mahlzeit... ☐ habe Völlegefühl, bin aber noch hungrig ☐ fühle mich nicht gesättigt, als hätte irgendwas in der Mahlzeit gefehlt ☐ habe Verlangen nach Süßem ☐ habe bald nach dem Essen wieder Hunger ☐ muss kleine Snacks zwischen den Mahlzeiten essen
Energie	Normale Energieaufnahme durch Mahlzeit: ☐ Energie nach dem Essen wiederhergestellt ☐ habe ein gutes, normales und andauerndes Gefühl von Energie und Wohlbefinden	Réponse énergétique faible après un repas: ☐ zu viel oder zu wenig Energie ☐ werde hyperaktiv, nervös oder zitterig ☐ bin hyperaktiv, fühle mich aber unterschwellig erschöpft ☐ Energieabfall, Müdigkeit, Erschöpfung, Schläfrigkeit, Trägheit, Lethargie oder Lustlosigkeit
Geistiges Wohlbefinden	Normale Auswirkungen: ☐ gesteigertes Wohlbefinden ☐ Gefühl, wieder aufgeladen und wiederhergestellt zu sein ☐ gehobene Gefühlslage ☐ gesteigerte Klarheit und Scharfsinn ☐ Normalisierung der Denkprozesse	Schlechte Auswirkungen: ☐ geistig langsam, träge, benommen ☐ Unfähigkeit klar oder schnell zu denken ☐ hyperaktiv, schnelle Gedankensprünge ☐ Unfähigkeit sich zu Konzentrieren oder die Aufmerksamkeit zu halten ☐ zu schwache Stimmungen: Apathie, Depressionen, Traurigkeit ☐ zu übertriebene Stimmungen: ängstlich, besessen, angsterfüllt, wütend, reizbar, etc.

ERNÄHRUNGS- UND ÜBUNGSTAGEBUCH   WOCHE 8 / TAG 56

Datum : _____

Ernährungs- und Übungsziele : _____

_____

_____

_____

_____

Mahlzeit	Liste der Nahrungsmittel, die Sie verzehrten	Zusätzliche Notizen
Frühstück		
Mittagessen		
Abendessen		
Snack		

	Übungen	Dauer, Wiederholungen und zusätzliche Notizen
Übungen Dauer, Wiederholungen und zusätzliche Notizen		
Kernstabilitätsübungen		
Übungen zur Körperhaltung		

„Der Wunsch nach Genesung war schon immer der halbe Tod." - Lucius Anneaus Seneca

Ernährungs-Eintragsformular	☐ Frühstück	☐ Mittagessen	☐ Abendessen

Reaktionen nach der Mahlzeit	Gut	Schlecht
Appetit Völlegefühl / Sättigung Heißhunger	Nach der Mahlzeit... ☐ Völlegefühl, Sättigung ☐ hatte kein Heißhunger auf Süßes ☐ kein Verlangen nach weiterer Nahrung ☐ wurde nicht bald danach hungrig ☐ musste keine Zwischenmahlzeit vor der nächsten Hauptmahlzeit zu mir nehmen	Nach der Mahlzeit... ☐ habe Völlegefühl, bin aber noch hungrig ☐ fühle mich nicht gesättigt, als hätte irgendwas in der Mahlzeit gefehlt ☐ habe Verlangen nach Süßem ☐ habe bald nach dem Essen wieder Hunger ☐ muss kleine Snacks zwischen den Mahlzeiten essen
Energie	Normale Energieaufnahme durch Mahlzeit: ☐ Energie nach dem Essen wiederhergestellt ☐ habe ein gutes, normales und andauerndes Gefühl von Energie und Wohlbefinden	Réponse énergétique faible après un repas: ☐ zu viel oder zu wenig Energie ☐ werde hyperaktiv, nervös oder zitterig ☐ bin hyperaktiv, fühle mich aber unterschwellig erschöpft ☐ Energieabfall, Müdigkeit, Erschöpfung, Schläfrigkeit, Trägheit, Lethargie oder Lustlosigkeit
Geistiges Wohlbefinden	Normale Auswirkungen: ☐ gesteigertes Wohlbefinden ☐ Gefühl, wieder aufgeladen und wiederhergestellt zu sein ☐ gehobene Gefühlslage ☐ gesteigerte Klarheit und Scharfsinn ☐ Normalisierung der Denkprozesse	Schlechte Auswirkungen: ☐ geistig langsam, träge, benommen ☐ Unfähigkeit klar oder schnell zu denken ☐ hyperaktiv, schnelle Gedankensprünge ☐ Unfähigkeit sich zu Konzentrieren oder die Aufmerksamkeit zu halten ☐ zu schwache Stimmungen: Apathie, Depressionen, Traurigkeit ☐ zu übertriebene Stimmungen: ängstlich, besessen, angsterfüllt, wütend, reizbar, etc.

ERNÄHRUNGS- UND ÜBUNGSTAGEBUCH WOCHE 9 / TAG 57

Datum : _____

Ernährungs- und Übungsziele : _____

_____

_____

_____

Mahlzeit	Liste der Nahrungsmittel, die Sie verzehrten	Zusätzliche Notizen
Frühstück		
Mittagessen		
Abendessen		
Snack		

	Übungen	Dauer, Wiederholungen und zusätzliche Notizen
Übungen Dauer, Wiederholungen und zusätzliche Notizen		
Kernstabilitätsübungen		
Übungen zur Körperhaltung		

„Fürchten Sie nichts in diesem Leben, sondern versuchen Sie es zu verstehen.
Nun ist es an der Zeit mehr zu verstehen, so dass wir weniger Angst haben." - Marie Curie

Ernährungs-Eintragsformular ☐ Frühstück ☐ Mittagessen ☐ Abendessen		
Reaktionen nach der Mahlzeit	Gut	Schlecht
Appetit Völlegefühl / Sättigung Heißhunger	Nach der Mahlzeit... ☐ Völlegefühl, Sättigung ☐ hatte kein Heißhunger auf Süßes ☐ kein Verlangen nach weiterer Nahrung ☐ wurde nicht bald danach hungrig ☐ musste keine Zwischenmahlzeit vor der nächsten Hauptmahlzeit zu mir nehmen	Nach der Mahlzeit... ☐ habe Völlegefühl, bin aber noch hungrig ☐ fühle mich nicht gesättigt, als hätte irgendwas in der Mahlzeit gefehlt ☐ habe Verlangen nach Süßem ☐ habe bald nach dem Essen wieder Hunger ☐ muss kleine Snacks zwischen den Mahlzeiten essen
Energie	Normale Energieaufnahme durch Mahlzeit: ☐ Energie nach dem Essen wiederhergestellt ☐ habe ein gutes, normales und andauerndes Gefühl von Energie und Wohlbefinden	Réponse énergétique faible après un repas: ☐ zu viel oder zu wenig Energie ☐ werde hyperaktiv, nervös oder zitterig ☐ bin hyperaktiv, fühle mich aber unterschwellig erschöpft ☐ Energieabfall, Müdigkeit, Erschöpfung, Schläfrigkeit, Trägheit, Lethargie oder Lustlosigkeit
Geistiges Wohlbefinden	Normale Auswirkungen: ☐ gesteigertes Wohlbefinden ☐ Gefühl, wieder aufgeladen und wiederhergestellt zu sein ☐ gehobene Gefühlslage ☐ gesteigerte Klarheit und Scharfsinn ☐ Normalisierung der Denkprozesse	Schlechte Auswirkungen: ☐ geistig langsam, träge, benommen ☐ Unfähigkeit klar oder schnell zu denken ☐ hyperaktiv, schnelle Gedankensprünge ☐ Unfähigkeit sich zu Konzentrieren oder die Aufmerksamkeit zu halten ☐ zu schwache Stimmungen: Apathie, Depressionen, Traurigkeit ☐ zu übertriebene Stimmungen: ängstlich, besessen, angsterfüllt, wütend, reizbar, etc.

ERNÄHRUNGS- UND ÜBUNGSTAGEBUCH   WOCHE 9 / TAG 58

Datum : _____

Ernährungs- und Übungsziele : _____

_____

_____

_____

_____

Mahlzeit	Liste der Nahrungsmittel, die Sie verzehrten	Zusätzliche Notizen
Frühstück		
Mittagessen		
Abendessen		
Snack		

	Übungen	Dauer, Wiederholungen und zusätzliche Notizen
Übungen Dauer, Wiederholungen und zusätzliche Notizen		
Kernstabilitätsübungen		
Übungen zur Körperhaltung		

„Einstellung ist die kleine Sache, die den großen Unterschied macht." - Winston Churchill

Ernährungs-Eintragsformular ☐ Frühstück ☐ Mittagessen ☐ Abendessen		
Reaktionen nach der Mahlzeit	Gut	Schlecht
Appetit Völlegefühl / Sättigung Heißhunger	Nach der Mahlzeit... ☐ Völlegefühl, Sättigung ☐ hatte kein Heißhunger auf Süßes ☐ kein Verlangen nach weiterer Nahrung ☐ wurde nicht bald danach hungrig ☐ musste keine Zwischenmahlzeit vor der nächsten Hauptmahlzeit zu mir nehmen	Nach der Mahlzeit... ☐ habe Völlegefühl, bin aber noch hungrig ☐ fühle mich nicht gesättigt, als hätte irgendwas in der Mahlzeit gefehlt ☐ habe Verlangen nach Süßem ☐ habe bald nach dem Essen wieder Hunger ☐ muss kleine Snacks zwischen den Mahlzeiten essen
Energie	Normale Energieaufnahme durch Mahlzeit: ☐ Energie nach dem Essen wiederhergestellt ☐ habe ein gutes, normales und andauerndes Gefühl von Energie und Wohlbefinden	Réponse énergétique faible après un repas: ☐ zu viel oder zu wenig Energie ☐ werde hyperaktiv, nervös oder zitterig ☐ bin hyperaktiv, fühle mich aber unterschwellig erschöpft ☐ Energieabfall, Müdigkeit, Erschöpfung, Schläfrigkeit, Trägheit, Lethargie oder Lustlosigkeit
Geistiges Wohlbefinden	Normale Auswirkungen: ☐ gesteigertes Wohlbefinden ☐ Gefühl, wieder aufgeladen und wiederhergestellt zu sein ☐ gehobene Gefühlslage ☐ gesteigerte Klarheit und Scharfsinn ☐ Normalisierung der Denkprozesse	Schlechte Auswirkungen: ☐ geistig langsam, träge, benommen ☐ Unfähigkeit klar oder schnell zu denken ☐ hyperaktiv, schnelle Gedankensprünge ☐ Unfähigkeit sich zu Konzentrieren oder die Aufmerksamkeit zu halten ☐ zu schwache Stimmungen: Apathie, Depressionen, Traurigkeit ☐ zu übertriebene Stimmungen: ängstlich, besessen, angsterfüllt, wütend, reizbar, etc.

ERNÄHRUNGS- UND ÜBUNGSTAGEBUCH   WOCHE 9 / TAG 59

Datum : _____

Ernährungs- und Übungsziele : _____

_____

_____

_____

_____

Mahlzeit	Liste der Nahrungsmittel, die Sie verzehrten	Zusätzliche Notizen
Frühstück		
Mittagessen		
Abendessen		
Snack		

	Übungen	Dauer, Wiederholungen und zusätzliche Notizen
Übungen Dauer, Wiederholungen und zusätzliche Notizen		
Kernstabilitätsübungen		
Übungen zur Körperhaltung		

„Die Zukunft gehört den Menschen, die Möglichkeiten entdecken bevor Sie entstehen." - John Scully

Ernährungs-Eintragsformular	☐ Frühstück	☐ Mittagessen ☐ Abendessen
Reaktionen nach der Mahlzeit	Gut	Schlecht
Appetit Völlegefühl / Sättigung Heißhunger	Nach der Mahlzeit... ☐ Völlegefühl, Sättigung ☐ hatte kein Heißhunger auf Süßes ☐ kein Verlangen nach weiterer Nahrung ☐ wurde nicht bald danach hungrig ☐ musste keine Zwischenmahlzeit vor der nächsten Hauptmahlzeit zu mir nehmen	Nach der Mahlzeit... ☐ habe Völlegefühl, bin aber noch hungrig ☐ fühle mich nicht gesättigt, als hätte irgendwas in der Mahlzeit gefehlt ☐ habe Verlangen nach Süßem ☐ habe bald nach dem Essen wieder Hunger ☐ muss kleine Snacks zwischen den Mahlzeiten essen
Energie	Normale Energieaufnahme durch Mahlzeit: ☐ Energie nach dem Essen wiederhergestellt ☐ habe ein gutes, normales und andauerndes Gefühl von Energie und Wohlbefinden	Réponse énergétique faible après un repas: ☐ zu viel oder zu wenig Energie ☐ werde hyperaktiv, nervös oder zitterig ☐ bin hyperaktiv, fühle mich aber unterschwellig erschöpft ☐ Energieabfall, Müdigkeit, Erschöpfung, Schläfrigkeit, Trägheit, Lethargie oder Lustlosigkeit
Geistiges Wohlbefinden	Normale Auswirkungen: ☐ gesteigertes Wohlbefinden ☐ Gefühl, wieder aufgeladen und wiederhergestellt zu sein ☐ gehobene Gefühlslage ☐ gesteigerte Klarheit und Scharfsinn ☐ Normalisierung der Denkprozesse	Schlechte Auswirkungen: ☐ geistig langsam, träge, benommen ☐ Unfähigkeit klar oder schnell zu denken ☐ hyperaktiv, schnelle Gedankensprünge ☐ Unfähigkeit sich zu Konzentrieren oder die Aufmerksamkeit zu halten ☐ zu schwache Stimmungen: Apathie, Depressionen, Traurigkeit ☐ zu übertriebene Stimmungen: ängstlich, besessen, angsterfüllt, wütend, reizbar, etc.

ERNÄHRUNGS- UND ÜBUNGSTAGEBUCH   WOCHE 9 / TAG 60

Datum : _____

Ernährungs- und Übungsziele : _____

_____

_____

_____

_____

Mahlzeit	Liste der Nahrungsmittel, die Sie verzehrten	Zusätzliche Notizen
Frühstück		
Mittagessen		
Abendessen		
Snack		

	Übungen	Dauer, Wiederholungen und zusätzliche Notizen
Übungen Dauer, Wiederholungen und zusätzliche Notizen		
Kernstabilitätsübungen		
Übungen zur Körperhaltung		

„Andere zu meistern ist stärke. Sich selbst zu meistern ist die wahre Kraft" - Lao Tzu

Ernährungs-Eintragsformular	☐ Frühstück	☐ Mittagessen	☐ Abendessen
Reaktionen nach der Mahlzeit	**Gut**		**Schlecht**
Appetit Völlegefühl / Sättigung Heißhunger	Nach der Mahlzeit... ☐ Völlegefühl, Sättigung ☐ hatte kein Heißhunger auf Süßes ☐ kein Verlangen nach weiterer Nahrung ☐ wurde nicht bald danach hungrig ☐ musste keine Zwischenmahlzeit vor der nächsten Hauptmahlzeit zu mir nehmen		Nach der Mahlzeit... ☐ habe Völlegefühl, bin aber noch hungrig ☐ fühle mich nicht gesättigt, als hätte irgendwas in der Mahlzeit gefehlt ☐ habe Verlangen nach Süßem ☐ habe bald nach dem Essen wieder Hunger ☐ muss kleine Snacks zwischen den Mahlzeiten essen
Energie	Normale Energieaufnahme durch Mahlzeit: ☐ Energie nach dem Essen wiederhergestellt ☐ habe ein gutes, normales und andauerndes Gefühl von Energie und Wohlbefinden		Réponse énergétique faible après un repas: ☐ zu viel oder zu wenig Energie ☐ werde hyperaktiv, nervös oder zitterig ☐ bin hyperaktiv, fühle mich aber unterschwellig erschöpft ☐ Energieabfall, Müdigkeit, Erschöpfung, Schläfrigkeit, Trägheit, Lethargie oder Lustlosigkeit
Geistiges Wohlbefinden	Normale Auswirkungen: ☐ gesteigertes Wohlbefinden ☐ Gefühl, wieder aufgeladen und wiederhergestellt zu sein ☐ gehobene Gefühlslage ☐ gesteigerte Klarheit und Scharfsinn ☐ Normalisierung der Denkprozesse		Schlechte Auswirkungen: ☐ geistig langsam, träge, benommen ☐ Unfähigkeit klar oder schnell zu denken ☐ hyperaktiv, schnelle Gedankensprünge ☐ Unfähigkeit sich zu Konzentrieren oder die Aufmerksamkeit zu halten ☐ zu schwache Stimmungen: Apathie, Depressionen, Traurigkeit ☐ zu übertriebene Stimmungen: ängstlich, besessen, angsterfüllt, wütend, reizbar, etc.

ERNÄHRUNGS- UND ÜBUNGSTAGEBUCH WOCHE 9 / TAG 61

Datum : _____

Ernährungs- und Übungsziele : _____

_____

_____

_____

_____

Mahlzeit	Liste der Nahrungsmittel, die Sie verzehrten	Zusätzliche Notizen
Frühstück		
Mittagessen		
Abendessen		
Snack		

	Übungen	Dauer, Wiederholungen und zusätzliche Notizen
Übungen Dauer, Wiederholungen und zusätzliche Notizen		
Kernstabilitätsübungen		
Übungen zur Körperhaltung		

„Wir sind alle hier aus demselben Grund. Seien der Gefangene Ihrer Vergangenheit.
Seien Sie der Architekt Ihrer Zukunft." - Robin Sharma

Ernährungs-Eintragsformular ☐ Frühstück ☐ Mittagessen ☐ Abendessen		
Reaktionen nach der Mahlzeit	Gut	Schlecht
Appetit Völlegefühl / Sättigung Heißhunger	Nach der Mahlzeit... ☐ Völlegefühl, Sättigung ☐ hatte kein Heißhunger auf Süßes ☐ kein Verlangen nach weiterer Nahrung ☐ wurde nicht bald danach hungrig ☐ musste keine Zwischenmahlzeit vor der nächsten Hauptmahlzeit zu mir nehmen	Nach der Mahlzeit... ☐ habe Völlegefühl, bin aber noch hungrig ☐ fühle mich nicht gesättigt, als hätte irgendwas in der Mahlzeit gefehlt ☐ habe Verlangen nach Süßem ☐ habe bald nach dem Essen wieder Hunger ☐ muss kleine Snacks zwischen den Mahlzeiten essen
Energie	Normale Energieaufnahme durch Mahlzeit: ☐ Energie nach dem Essen wiederhergestellt ☐ habe ein gutes, normales und andauerndes Gefühl von Energie und Wohlbefinden	Réponse énergétique faible après un repas: ☐ zu viel oder zu wenig Energie ☐ werde hyperaktiv, nervös oder zitterig ☐ bin hyperaktiv, fühle mich aber unterschwellig erschöpft ☐ Energieabfall, Müdigkeit, Erschöpfung, Schläfrigkeit, Trägheit, Lethargie oder Lustlosigkeit
Geistiges Wohlbefinden	Normale Auswirkungen: ☐ gesteigertes Wohlbefinden ☐ Gefühl, wieder aufgeladen und wiederhergestellt zu sein ☐ gehobene Gefühlslage ☐ gesteigerte Klarheit und Scharfsinn ☐ Normalisierung der Denkprozesse	Schlechte Auswirkungen: ☐ geistig langsam, träge, benommen ☐ Unfähigkeit klar oder schnell zu denken ☐ hyperaktiv, schnelle Gedankensprünge ☐ Unfähigkeit sich zu Konzentrieren oder die Aufmerksamkeit zu halten ☐ zu schwache Stimmungen: Apathie, Depressionen, Traurigkeit ☐ zu übertriebene Stimmungen: ängstlich, besessen, angsterfüllt, wütend, reizbar, etc.

ERNÄHRUNGS- UND ÜBUNGSTAGEBUCH   WOCHE 9 / TAG 62

Datum : _____

Ernährungs- und Übungsziele : _____

_____

_____

_____

Mahlzeit	Liste der Nahrungsmittel, die Sie verzehrten	Zusätzliche Notizen
Frühstück		
Mittagessen		
Abendessen		
Snack		

	Übungen	Dauer, Wiederholungen und zusätzliche Notizen
Übungen Dauer, Wiederholungen und zusätzliche Notizen		
Kernstabilitätsübungen		
Übungen zur Körperhaltung		

„Nichts lässt einen Menschen Schwierigkeiten leichter überwinden
als sich eines Ziels im Leben bewusst zu sein" - Viktor Frankl

Ernährungs-Eintragsformular	☐ Frühstück	☐ Mittagessen	☐ Abendessen
Reaktionen nach der Mahlzeit	**Gut**		**Schlecht**
Appetit Völlegefühl / Sättigung Heißhunger	Nach der Mahlzeit... ☐ Völlegefühl, Sättigung ☐ hatte kein Heißhunger auf Süßes ☐ kein Verlangen nach weiterer Nahrung ☐ wurde nicht bald danach hungrig ☐ musste keine Zwischenmahlzeit vor der nächsten Hauptmahlzeit zu mir nehmen		Nach der Mahlzeit... ☐ habe Völlegefühl, bin aber noch hungrig ☐ fühle mich nicht gesättigt, als hätte irgendwas in der Mahlzeit gefehlt ☐ habe Verlangen nach Süßem ☐ habe bald nach dem Essen wieder Hunger ☐ muss kleine Snacks zwischen den Mahlzeiten essen
Energie	Normale Energieaufnahme durch Mahlzeit: ☐ Energie nach dem Essen wiederhergestellt ☐ habe ein gutes, normales und andauerndes Gefühl von Energie und Wohlbefinden		Réponse énergétique faible après un repas: ☐ zu viel oder zu wenig Energie ☐ werde hyperaktiv, nervös oder zitterig ☐ bin hyperaktiv, fühle mich aber unterschwellig erschöpft ☐ Energieabfall, Müdigkeit, Erschöpfung, Schläfrigkeit, Trägheit, Lethargie oder Lustlosigkeit
Geistiges Wohlbefinden	Normale Auswirkungen: ☐ gesteigertes Wohlbefinden ☐ Gefühl, wieder aufgeladen und wiederhergestellt zu sein ☐ gehobene Gefühlslage ☐ gesteigerte Klarheit und Scharfsinn ☐ Normalisierung der Denkprozesse		Schlechte Auswirkungen: ☐ geistig langsam, träge, benommen ☐ Unfähigkeit klar oder schnell zu denken ☐ hyperaktiv, schnelle Gedankensprünge ☐ Unfähigkeit sich zu Konzentrieren oder die Aufmerksamkeit zu halten ☐ zu schwache Stimmungen: Apathie, Depressionen, Traurigkeit ☐ zu übertriebene Stimmungen: ängstlich, besessen, angsterfüllt, wütend, reizbar, etc.

ERNÄHRUNGS- UND ÜBUNGSTAGEBUCH   WOCHE 9 / TAG 63

Datum : _____

Ernährungs- und Übungsziele : _____

_____

_____

_____

_____

Mahlzeit	Liste der Nahrungsmittel, die Sie verzehrten	Zusätzliche Notizen
Frühstück		
Mittagessen		
Abendessen		
Snack		

	Übungen	Dauer, Wiederholungen und zusätzliche Notizen
Übungen Dauer, Wiederholungen und zusätzliche Notizen		
Kernstabilitätsübungen		
Übungen zur Körperhaltung		

„Mut bedeutet die Angst überwunden zu haben, sie gemeistert zu haben – es bedeutet nicht, dass sie nicht existiert" - Mark Twain

Ernährungs-Eintragsformular	☐ Frühstück	☐ Mittagessen	☐ Abendessen

Reaktionen nach der Mahlzeit	Gut	Schlecht
Appetit Völlegefühl / Sättigung Heißhunger	Nach der Mahlzeit... ☐ Völlegefühl, Sättigung ☐ hatte kein Heißhunger auf Süßes ☐ kein Verlangen nach weiterer Nahrung ☐ wurde nicht bald danach hungrig ☐ musste keine Zwischenmahlzeit vor der nächsten Hauptmahlzeit zu mir nehmen	Nach der Mahlzeit... ☐ habe Völlegefühl, bin aber noch hungrig ☐ fühle mich nicht gesättigt, als hätte irgendwas in der Mahlzeit gefehlt ☐ habe Verlangen nach Süßem ☐ habe bald nach dem Essen wieder Hunger ☐ muss kleine Snacks zwischen den Mahlzeiten essen
Energie	Normale Energieaufnahme durch Mahlzeit: ☐ Energie nach dem Essen wiederhergestellt ☐ habe ein gutes, normales und andauerndes Gefühl von Energie und Wohlbefinden	Réponse énergétique faible après un repas: ☐ zu viel oder zu wenig Energie ☐ werde hyperaktiv, nervös oder zitterig ☐ bin hyperaktiv, fühle mich aber unterschwellig erschöpft ☐ Energieabfall, Müdigkeit, Erschöpfung, Schläfrigkeit, Trägheit, Lethargie oder Lustlosigkeit
Geistiges Wohlbefinden	Normale Auswirkungen: ☐ gesteigertes Wohlbefinden ☐ Gefühl, wieder aufgeladen und wiederhergestellt zu sein ☐ gehobene Gefühlslage ☐ gesteigerte Klarheit und Scharfsinn ☐ Normalisierung der Denkprozesse	Schlechte Auswirkungen: ☐ geistig langsam, träge, benommen ☐ Unfähigkeit klar oder schnell zu denken ☐ hyperaktiv, schnelle Gedankensprünge ☐ Unfähigkeit sich zu Konzentrieren oder die Aufmerksamkeit zu halten ☐ zu schwache Stimmungen: Apathie, Depressionen, Traurigkeit ☐ zu übertriebene Stimmungen: ängstlich, besessen, angsterfüllt, wütend, reizbar, etc.

ERNÄHRUNGS- UND ÜBUNGSTAGEBUCH   WOCHE 10 / TAG 64

Datum : _____

Ernährungs- und Übungsziele : _____

_____

_____

_____

Mahlzeit	Liste der Nahrungsmittel, die Sie verzehrten	Zusätzliche Notizen
Frühstück		
Mittagessen		
Abendessen		
Snack		

	Übungen	Dauer, Wiederholungen und zusätzliche Notizen
Übungen Dauer, Wiederholungen und zusätzliche Notizen		
Kernstabilitätsübungen		
Übungen zur Körperhaltung		

„Ich weiß nicht was in der Schachtel ist, doch ich liebe es.
Ungeöffnete Geschenken beinhalten Hoffnung." - Jarod Kitz

192

Ernährungs-Eintragsformular	☐ Frühstück ☐ Mittagessen ☐ Abendessen	
Reaktionen nach der Mahlzeit	**Gut**	**Schlecht**
Appetit Völlegefühl / Sättigung Heißhunger	Nach der Mahlzeit... ☐ Völlegefühl, Sättigung ☐ hatte kein Heißhunger auf Süßes ☐ kein Verlangen nach weiterer Nahrung ☐ wurde nicht bald danach hungrig ☐ musste keine Zwischenmahlzeit vor der nächsten Hauptmahlzeit zu mir nehmen	Nach der Mahlzeit... ☐ habe Völlegefühl, bin aber noch hungrig ☐ fühle mich nicht gesättigt, als hätte irgendwas in der Mahlzeit gefehlt ☐ habe Verlangen nach Süßem ☐ habe bald nach dem Essen wieder Hunger ☐ muss kleine Snacks zwischen den Mahlzeiten essen
Energie	Normale Energieaufnahme durch Mahlzeit: ☐ Energie nach dem Essen wiederhergestellt ☐ habe ein gutes, normales und andauerndes Gefühl von Energie und Wohlbefinden	Réponse énergétique faible après un repas: ☐ zu viel oder zu wenig Energie ☐ werde hyperaktiv, nervös oder zitterig ☐ bin hyperaktiv, fühle mich aber unterschwellig erschöpft ☐ Energieabfall, Müdigkeit, Erschöpfung, Schläfrigkeit, Trägheit, Lethargie oder Lustlosigkeit
Geistiges Wohlbefinden	Normale Auswirkungen: ☐ gesteigertes Wohlbefinden ☐ Gefühl, wieder aufgeladen und wiederhergestellt zu sein ☐ gehobene Gefühlslage ☐ gesteigerte Klarheit und Scharfsinn ☐ Normalisierung der Denkprozesse	Schlechte Auswirkungen: ☐ geistig langsam, träge, benommen ☐ Unfähigkeit klar oder schnell zu denken ☐ hyperaktiv, schnelle Gedankensprünge ☐ Unfähigkeit sich zu Konzentrieren oder die Aufmerksamkeit zu halten ☐ zu schwache Stimmungen: Apathie, Depressionen, Traurigkeit ☐ zu übertriebene Stimmungen: ängstlich, besessen, angsterfüllt, wütend, reizbar, etc.

ERNÄHRUNGS- UND ÜBUNGSTAGEBUCH   WOCHE 10 / TAG 65

Datum : _____

Ernährungs- und Übungsziele : _____

_____

_____

_____

_____

Mahlzeit	Liste der Nahrungsmittel, die Sie verzehrten	Zusätzliche Notizen
Frühstück		
Mittagessen		
Abendessen		
Snack		

	Übungen	Dauer, Wiederholungen und zusätzliche Notizen
Übungen Dauer, Wiederholungen und zusätzliche Notizen		
Kernstabilitätsübungen		
Übungen zur Körperhaltung		

> „Mut brüllt nicht immer. Manchmal ist Mut nur eine leise Stimme, die am Ende des Tages sagt, „morgen komme ich wieder"." - Mary Anne Radmacher

Ernährungs-Eintragsformular	☐ Frühstück	☐ Mittagessen ☐ Abendessen
Reaktionen nach der Mahlzeit	**Gut**	**Schlecht**
Appetit Völlegefühl / Sättigung Heißhunger	Nach der Mahlzeit... ☐ Völlegefühl, Sättigung ☐ hatte kein Heißhunger auf Süßes ☐ kein Verlangen nach weiterer Nahrung ☐ wurde nicht bald danach hungrig ☐ musste keine Zwischenmahlzeit vor der nächsten Hauptmahlzeit zu mir nehmen	Nach der Mahlzeit... ☐ habe Völlegefühl, bin aber noch hungrig ☐ fühle mich nicht gesättigt, als hätte irgendwas in der Mahlzeit gefehlt ☐ habe Verlangen nach Süßem ☐ habe bald nach dem Essen wieder Hunger ☐ muss kleine Snacks zwischen den Mahlzeiten essen
Energie	Normale Energieaufnahme durch Mahlzeit: ☐ Energie nach dem Essen wiederhergestellt ☐ habe ein gutes, normales und andauerndes Gefühl von Energie und Wohlbefinden	Réponse énergétique faible après un repas: ☐ zu viel oder zu wenig Energie ☐ werde hyperaktiv, nervös oder zitterig ☐ bin hyperaktiv, fühle mich aber unterschwellig erschöpft ☐ Energieabfall, Müdigkeit, Erschöpfung, Schläfrigkeit, Trägheit, Lethargie oder Lustlosigkeit
Geistiges Wohlbefinden	Normale Auswirkungen: ☐ gesteigertes Wohlbefinden ☐ Gefühl, wieder aufgeladen und wiederhergestellt zu sein ☐ gehobene Gefühlslage ☐ gesteigerte Klarheit und Scharfsinn ☐ Normalisierung der Denkprozesse	Schlechte Auswirkungen: ☐ geistig langsam, träge, benommen ☐ Unfähigkeit klar oder schnell zu denken ☐ hyperaktiv, schnelle Gedankensprünge ☐ Unfähigkeit sich zu Konzentrieren oder die Aufmerksamkeit zu halten ☐ zu schwache Stimmungen: Apathie, Depressionen, Traurigkeit ☐ zu übertriebene Stimmungen: ängstlich, besessen, angsterfüllt, wütend, reizbar, etc.

ERNÄHRUNGS- UND ÜBUNGSTAGEBUCH   WOCHE 10 / TAG 66

Datum : _____

Ernährungs- und Übungsziele : _____

_____

_____

_____

_____

Mahlzeit	Liste der Nahrungsmittel, die Sie verzehrten	Zusätzliche Notizen
Frühstück		
Mittagessen		
Abendessen		
Snack		

	Übungen	Dauer, Wiederholungen und zusätzliche Notizen
Übungen Dauer, Wiederholungen und zusätzliche Notizen		
Kernstabilitätsübungen		
Übungen zur Körperhaltung		

„Jede Art von Veränderung , sogar die Positive, bringt immer
Nachteile und Schatten mit sich" - Arnold Bennett

Ernährungs-Eintragsformular	☐ Frühstück	☐ Mittagessen	☐ Abendessen

Reaktionen nach der Mahlzeit	Gut	Schlecht
Appetit Völlegefühl / Sättigung Heißhunger	Nach der Mahlzeit... ☐ Völlegefühl, Sättigung ☐ hatte kein Heißhunger auf Süßes ☐ kein Verlangen nach weiterer Nahrung ☐ wurde nicht bald danach hungrig ☐ musste keine Zwischenmahlzeit vor der nächsten Hauptmahlzeit zu mir nehmen	Nach der Mahlzeit... ☐ habe Völlegefühl, bin aber noch hungrig ☐ fühle mich nicht gesättigt, als hätte irgendwas in der Mahlzeit gefehlt ☐ habe Verlangen nach Süßem ☐ habe bald nach dem Essen wieder Hunger ☐ muss kleine Snacks zwischen den Mahlzeiten essen
Energie	Normale Energieaufnahme durch Mahlzeit: ☐ Energie nach dem Essen wiederhergestellt ☐ habe ein gutes, normales und andauerndes Gefühl von Energie und Wohlbefinden	Réponse énergétique faible après un repas: ☐ zu viel oder zu wenig Energie ☐ werde hyperaktiv, nervös oder zitterig ☐ bin hyperaktiv, fühle mich aber unterschwellig erschöpft ☐ Energieabfall, Müdigkeit, Erschöpfung, Schläfrigkeit, Trägheit, Lethargie oder Lustlosigkeit
Geistiges Wohlbefinden	Normale Auswirkungen: ☐ gesteigertes Wohlbefinden ☐ Gefühl, wieder aufgeladen und wiederhergestellt zu sein ☐ gehobene Gefühlslage ☐ gesteigerte Klarheit und Scharfsinn ☐ Normalisierung der Denkprozesse	Schlechte Auswirkungen: ☐ geistig langsam, träge, benommen ☐ Unfähigkeit klar oder schnell zu denken ☐ hyperaktiv, schnelle Gedankensprünge ☐ Unfähigkeit sich zu Konzentrieren oder die Aufmerksamkeit zu halten ☐ zu schwache Stimmungen: Apathie, Depressionen, Traurigkeit ☐ zu übertriebene Stimmungen: ängstlich, besessen, angsterfüllt, wütend, reizbar, etc.

ERNÄHRUNGS- UND ÜBUNGSTAGEBUCH   WOCHE 10 / TAG 67

Datum : _____

Ernährungs- und Übungsziele : _____

_____

_____

_____

_____

Mahlzeit	Liste der Nahrungsmittel, die Sie verzehrten	Zusätzliche Notizen
Frühstück		
Mittagessen		
Abendessen		
Snack		

	Übungen	Dauer, Wiederholungen und zusätzliche Notizen
Übungen Dauer, Wiederholungen und zusätzliche Notizen		
Kernstabilitätsübungen		
Übungen zur Körperhaltung		

„Ich hasste jede Minute des Trainings, doch ich sagte mir, „Gebe nicht auf.
Leide nun und leben den Rest deinen Lebens als Champion." - Muhammed Ali

Ernährungs-Eintragsformular ☐ Frühstück ☐ Mittagessen ☐ Abendessen		
Reaktionen nach der Mahlzeit	Gut	Schlecht
Appetit Völlegefühl / Sättigung Heißhunger	Nach der Mahlzeit... ☐ Völlegefühl, Sättigung ☐ hatte kein Heißhunger auf Süßes ☐ kein Verlangen nach weiterer Nahrung ☐ wurde nicht bald danach hungrig ☐ musste keine Zwischenmahlzeit vor der nächsten Hauptmahlzeit zu mir nehmen	Nach der Mahlzeit... ☐ habe Völlegefühl, bin aber noch hungrig ☐ fühle mich nicht gesättigt, als hätte irgendwas in der Mahlzeit gefehlt ☐ habe Verlangen nach Süßem ☐ habe bald nach dem Essen wieder Hunger ☐ muss kleine Snacks zwischen den Mahlzeiten essen
Energie	Normale Energieaufnahme durch Mahlzeit: ☐ Energie nach dem Essen wiederhergestellt ☐ habe ein gutes, normales und andauerndes Gefühl von Energie und Wohlbefinden	Réponse énergétique faible après un repas: ☐ zu viel oder zu wenig Energie ☐ werde hyperaktiv, nervös oder zitterig ☐ bin hyperaktiv, fühle mich aber unterschwellig erschöpft ☐ Energieabfall, Müdigkeit, Erschöpfung, Schläfrigkeit, Trägheit, Lethargie oder Lustlosigkeit
Geistiges Wohlbefinden	Normale Auswirkungen: ☐ gesteigertes Wohlbefinden ☐ Gefühl, wieder aufgeladen und wiederhergestellt zu sein ☐ gehobene Gefühlslage ☐ gesteigerte Klarheit und Scharfsinn ☐ Normalisierung der Denkprozesse	Schlechte Auswirkungen: ☐ geistig langsam, träge, benommen ☐ Unfähigkeit klar oder schnell zu denken ☐ hyperaktiv, schnelle Gedankensprünge ☐ Unfähigkeit sich zu Konzentrieren oder die Aufmerksamkeit zu halten ☐ zu schwache Stimmungen: Apathie, Depressionen, Traurigkeit ☐ zu übertriebene Stimmungen: ängstlich, besessen, angsterfüllt, wütend, reizbar, etc.

ERNÄHRUNGS- UND ÜBUNGSTAGEBUCH   WOCHE 10 / TAG 68

Datum : _____

Ernährungs- und Übungsziele : _____

_____

_____

_____

_____

Mahlzeit	Liste der Nahrungsmittel, die Sie verzehrten	Zusätzliche Notizen
Frühstück		
Mittagessen		
Abendessen		
Snack		

	Übungen	Dauer, Wiederholungen und zusätzliche Notizen
Übungen Dauer, Wiederholungen und zusätzliche Notizen		
Kernstabilitätsübungen		
Übungen zur Körperhaltung		

> „Die schlechten Tage haben immer zwei Dinge gemeinsam: Sie wissen was Sie tun müssen und Sie lassen sich von jemanden überzeugen dies nicht zu tun." - Tom Bihn

Ernährungs-Eintragsformular	☐ Frühstück ☐ Mittagessen ☐ Abendessen	
Reaktionen nach der Mahlzeit	**Gut**	**Schlecht**
Appetit Völlegefühl / Sättigung Heißhunger	Nach der Mahlzeit... ☐ Völlegefühl, Sättigung ☐ hatte kein Heißhunger auf Süßes ☐ kein Verlangen nach weiterer Nahrung ☐ wurde nicht bald danach hungrig ☐ musste keine Zwischenmahlzeit vor der nächsten Hauptmahlzeit zu mir nehmen	Nach der Mahlzeit... ☐ habe Völlegefühl, bin aber noch hungrig ☐ fühle mich nicht gesättigt, als hätte irgendwas in der Mahlzeit gefehlt ☐ habe Verlangen nach Süßem ☐ habe bald nach dem Essen wieder Hunger ☐ muss kleine Snacks zwischen den Mahlzeiten essen
Energie	Normale Energieaufnahme durch Mahlzeit: ☐ Energie nach dem Essen wiederhergestellt ☐ habe ein gutes, normales und andauerndes Gefühl von Energie und Wohlbefinden	Réponse énergétique faible après un repas: ☐ zu viel oder zu wenig Energie ☐ werde hyperaktiv, nervös oder zitterig ☐ bin hyperaktiv, fühle mich aber unterschwellig erschöpft ☐ Energieabfall, Müdigkeit, Erschöpfung, Schläfrigkeit, Trägheit, Lethargie oder Lustlosigkeit
Geistiges Wohlbefinden	Normale Auswirkungen: ☐ gesteigertes Wohlbefinden ☐ Gefühl, wieder aufgeladen und wiederhergestellt zu sein ☐ gehobene Gefühlslage ☐ gesteigerte Klarheit und Scharfsinn ☐ Normalisierung der Denkprozesse	Schlechte Auswirkungen: ☐ geistig langsam, träge, benommen ☐ Unfähigkeit klar oder schnell zu denken ☐ hyperaktiv, schnelle Gedankensprünge ☐ Unfähigkeit sich zu Konzentrieren oder die Aufmerksamkeit zu halten ☐ zu schwache Stimmungen: Apathie, Depressionen, Traurigkeit ☐ zu übertriebene Stimmungen: ängstlich, besessen, angsterfüllt, wütend, reizbar, etc.

ERNÄHRUNGS- UND ÜBUNGSTAGEBUCH   WOCHE 10 / TAG 69

Datum : _____

Ernährungs- und Übungsziele : _____

_____

_____

_____

_____

Mahlzeit	Liste der Nahrungsmittel, die Sie verzehrten	Zusätzliche Notizen
Frühstück		
Mittagessen		
Abendessen		
Snack		

	Übungen	Dauer, Wiederholungen und zusätzliche Notizen
Übungen Dauer, Wiederholungen und zusätzliche Notizen		
Kernstabilitätsübungen		
Übungen zur Körperhaltung		

„Schmerzen sind unumgänglich. Leiden nicht." - Unbekannter Autor

Ernährungs-Eintragsformular	☐ Frühstück	☐ Mittagessen	☐ Abendessen
Reaktionen nach der Mahlzeit	Gut		Schlecht
Appetit Völlegefühl / Sättigung Heißhunger	Nach der Mahlzeit... ☐ Völlegefühl, Sättigung ☐ hatte kein Heißhunger auf Süßes ☐ kein Verlangen nach weiterer Nahrung ☐ wurde nicht bald danach hungrig ☐ musste keine Zwischenmahlzeit vor der nächsten Hauptmahlzeit zu mir nehmen		Nach der Mahlzeit... ☐ habe Völlegefühl, bin aber noch hungrig ☐ fühle mich nicht gesättigt, als hätte irgendwas in der Mahlzeit gefehlt ☐ habe Verlangen nach Süßem ☐ habe bald nach dem Essen wieder Hunger ☐ muss kleine Snacks zwischen den Mahlzeiten essen
Energie	Normale Energieaufnahme durch Mahlzeit: ☐ Energie nach dem Essen wiederhergestellt ☐ habe ein gutes, normales und andauerndes Gefühl von Energie und Wohlbefinden		Réponse énergétique faible après un repas: ☐ zu viel oder zu wenig Energie ☐ werde hyperaktiv, nervös oder zitterig ☐ bin hyperaktiv, fühle mich aber unterschwellig erschöpft ☐ Energieabfall, Müdigkeit, Erschöpfung, Schläfrigkeit, Trägheit, Lethargie oder Lustlosigkeit
Geistiges Wohlbefinden	Normale Auswirkungen: ☐ gesteigertes Wohlbefinden ☐ Gefühl, wieder aufgeladen und wiederhergestellt zu sein ☐ gehobene Gefühlslage ☐ gesteigerte Klarheit und Scharfsinn ☐ Normalisierung der Denkprozesse		Schlechte Auswirkungen: ☐ geistig langsam, träge, benommen ☐ Unfähigkeit klar oder schnell zu denken ☐ hyperaktiv, schnelle Gedankensprünge ☐ Unfähigkeit sich zu Konzentrieren oder die Aufmerksamkeit zu halten ☐ zu schwache Stimmungen: Apathie, Depressionen, Traurigkeit ☐ zu übertriebene Stimmungen: ängstlich, besessen, angsterfüllt, wütend, reizbar, etc.

ERNÄHRUNGS- UND ÜBUNGSTAGEBUCH   WOCHE 10 / TAG 70

Datum : _____

Ernährungs- und Übungsziele : _____

_____

_____

_____

_____

Mahlzeit	Liste der Nahrungsmittel, die Sie verzehrten	Zusätzliche Notizen
Frühstück		
Mittagessen		
Abendessen		
Snack		

	Übungen	Dauer, Wiederholungen und zusätzliche Notizen
Übungen Dauer, Wiederholungen und zusätzliche Notizen		
Kernstabilitätsübungen		
Übungen zur Körperhaltung		

„Sie erhalten Kraft, Mut und Selbstsicherheit immer dann, wenn Sie der Angst wahrhaftig ins Auge sehen." - Eleanor Roosevelt

Ernährungs-Eintragsformular	☐ Frühstück	☐ Mittagessen	☐ Abendessen

Reaktionen nach der Mahlzeit	Gut	Schlecht
Appetit Völlegefühl / Sättigung Heißhunger	Nach der Mahlzeit... ☐ Völlegefühl, Sättigung ☐ hatte kein Heißhunger auf Süßes ☐ kein Verlangen nach weiterer Nahrung ☐ wurde nicht bald danach hungrig ☐ musste keine Zwischenmahlzeit vor der nächsten Hauptmahlzeit zu mir nehmen	Nach der Mahlzeit... ☐ habe Völlegefühl, bin aber noch hungrig ☐ fühle mich nicht gesättigt, als hätte irgendwas in der Mahlzeit gefehlt ☐ habe Verlangen nach Süßem ☐ habe bald nach dem Essen wieder Hunger ☐ muss kleine Snacks zwischen den Mahlzeiten essen
Energie	Normale Energieaufnahme durch Mahlzeit: ☐ Energie nach dem Essen wiederhergestellt ☐ habe ein gutes, normales und andauerndes Gefühl von Energie und Wohlbefinden	Réponse énergétique faible après un repas: ☐ zu viel oder zu wenig Energie ☐ werde hyperaktiv, nervös oder zitterig ☐ bin hyperaktiv, fühle mich aber unterschwellig erschöpft ☐ Energieabfall, Müdigkeit, Erschöpfung, Schläfrigkeit, Trägheit, Lethargie oder Lustlosigkeit
Geistiges Wohlbefinden	Normale Auswirkungen: ☐ gesteigertes Wohlbefinden ☐ Gefühl, wieder aufgeladen und wiederhergestellt zu sein ☐ gehobene Gefühlslage ☐ gesteigerte Klarheit und Scharfsinn ☐ Normalisierung der Denkprozesse	Schlechte Auswirkungen: ☐ geistig langsam, träge, benommen ☐ Unfähigkeit klar oder schnell zu denken ☐ hyperaktiv, schnelle Gedankensprünge ☐ Unfähigkeit sich zu Konzentrieren oder die Aufmerksamkeit zu halten ☐ zu schwache Stimmungen: Apathie, Depressionen, Traurigkeit ☐ zu übertriebene Stimmungen: ängstlich, besessen, angsterfüllt, wütend, reizbar, etc.

ERNÄHRUNGS- UND ÜBUNGSTAGEBUCH   WOCHE 11 / TAG 71

Datum : _____

Ernährungs- und Übungsziele : _____

_____

_____

_____

Mahlzeit	Liste der Nahrungsmittel, die Sie verzehrten	Zusätzliche Notizen
Frühstück		
Mittagessen		
Abendessen		
Snack		

	Übungen	Dauer, Wiederholungen und zusätzliche Notizen
Übungen Dauer, Wiederholungen und zusätzliche Notizen		
Kernstabilitätsübungen		
Übungen zur Körperhaltung		

„Tun Sie jeden Tag etwas vor dem Sie Angst haben." - Eleanor Roosevelt

Ernährungs-Eintragsformular	☐ Frühstück	☐ Mittagessen	☐ Abendessen
Reaktionen nach der Mahlzeit	Gut		Schlecht

	Gut	Schlecht
Appetit Völlegefühl / Sättigung Heißhunger	Nach der Mahlzeit... ☐ Völlegefühl, Sättigung ☐ hatte kein Heißhunger auf Süßes ☐ kein Verlangen nach weiterer Nahrung ☐ wurde nicht bald danach hungrig ☐ musste keine Zwischenmahlzeit vor der nächsten Hauptmahlzeit zu mir nehmen	Nach der Mahlzeit... ☐ habe Völlegefühl, bin aber noch hungrig ☐ fühle mich nicht gesättigt, als hätte irgendwas in der Mahlzeit gefehlt ☐ habe Verlangen nach Süßem ☐ habe bald nach dem Essen wieder Hunger ☐ muss kleine Snacks zwischen den Mahlzeiten essen
Energie	Normale Energieaufnahme durch Mahlzeit: ☐ Energie nach dem Essen wiederhergestellt ☐ habe ein gutes, normales und andauerndes Gefühl von Energie und Wohlbefinden	Réponse énergétique faible après un repas: ☐ zu viel oder zu wenig Energie ☐ werde hyperaktiv, nervös oder zitterig ☐ bin hyperaktiv, fühle mich aber unterschwellig erschöpft ☐ Energieabfall, Müdigkeit, Erschöpfung, Schläfrigkeit, Trägheit, Lethargie oder Lustlosigkeit
Geistiges Wohlbefinden	Normale Auswirkungen: ☐ gesteigertes Wohlbefinden ☐ Gefühl, wieder aufgeladen und wiederhergestellt zu sein ☐ gehobene Gefühlslage ☐ gesteigerte Klarheit und Scharfsinn ☐ Normalisierung der Denkprozesse	Schlechte Auswirkungen: ☐ geistig langsam, träge, benommen ☐ Unfähigkeit klar oder schnell zu denken ☐ hyperaktiv, schnelle Gedankensprünge ☐ Unfähigkeit sich zu Konzentrieren oder die Aufmerksamkeit zu halten ☐ zu schwache Stimmungen: Apathie, Depressionen, Traurigkeit ☐ zu übertriebene Stimmungen: ängstlich, besessen, angsterfüllt, wütend, reizbar, etc.

ERNÄHRUNGS- UND ÜBUNGSTAGEBUCH WOCHE 11 / TAG 72

Datum : _____

Ernährungs- und Übungsziele : _____

_____

_____

_____

Mahlzeit	Liste der Nahrungsmittel, die Sie verzehrten	Zusätzliche Notizen
Frühstück		
Mittagessen		
Abendessen		
Snack		

	Übungen	Dauer, Wiederholungen und zusätzliche Notizen
Übungen Dauer, Wiederholungen und zusätzliche Notizen		
Kernstabilitätsübungen		
Übungen zur Körperhaltung		

„Schmerzen sind vorrübergehend. Aufgeben hält für immer." - Lance Armstrong

208

Ernährungs-Eintragsformular	☐ Frühstück	☐ Mittagessen	☐ Abendessen

Reaktionen nach der Mahlzeit	Gut	Schlecht
Appetit Völlegefühl / Sättigung Heißhunger	Nach der Mahlzeit... ☐ Völlegefühl, Sättigung ☐ hatte kein Heißhunger auf Süßes ☐ kein Verlangen nach weiterer Nahrung ☐ wurde nicht bald danach hungrig ☐ musste keine Zwischenmahlzeit vor der nächsten Hauptmahlzeit zu mir nehmen	Nach der Mahlzeit... ☐ habe Völlegefühl, bin aber noch hungrig ☐ fühle mich nicht gesättigt, als hätte irgendwas in der Mahlzeit gefehlt ☐ habe Verlangen nach Süßem ☐ habe bald nach dem Essen wieder Hunger ☐ muss kleine Snacks zwischen den Mahlzeiten essen
Energie	Normale Energieaufnahme durch Mahlzeit: ☐ Energie nach dem Essen wiederhergestellt ☐ habe ein gutes, normales und andauerndes Gefühl von Energie und Wohlbefinden	Réponse énergétique faible après un repas: ☐ zu viel oder zu wenig Energie ☐ werde hyperaktiv, nervös oder zitterig ☐ bin hyperaktiv, fühle mich aber unterschwellig erschöpft ☐ Energieabfall, Müdigkeit, Erschöpfung, Schläfrigkeit, Trägheit, Lethargie oder Lustlosigkeit
Geistiges Wohlbefinden	Normale Auswirkungen: ☐ gesteigertes Wohlbefinden ☐ Gefühl, wieder aufgeladen und wiederhergestellt zu sein ☐ gehobene Gefühlslage ☐ gesteigerte Klarheit und Scharfsinn ☐ Normalisierung der Denkprozesse	Schlechte Auswirkungen: ☐ geistig langsam, träge, benommen ☐ Unfähigkeit klar oder schnell zu denken ☐ hyperaktiv, schnelle Gedankensprünge ☐ Unfähigkeit sich zu Konzentrieren oder die Aufmerksamkeit zu halten ☐ zu schwache Stimmungen: Apathie, Depressionen, Traurigkeit ☐ zu übertriebene Stimmungen: ängstlich, besessen, angsterfüllt, wütend, reizbar, etc.

ERNÄHRUNGS- UND ÜBUNGSTAGEBUCH   WOCHE 11 / TAG 73

Datum : _____

Ernährungs- und Übungsziele : _____

_____

_____

_____

Mahlzeit	Liste der Nahrungsmittel, die Sie verzehrten	Zusätzliche Notizen
Frühstück		
Mittagessen		
Abendessen		
Snack		

	Übungen	Dauer, Wiederholungen und zusätzliche Notizen
Übungen Dauer, Wiederholungen und zusätzliche Notizen		
Kernstabilitätsübungen		
Übungen zur Körperhaltung		

„Was Sie tun macht einen Unterschied und Sie allein entscheiden,
was Sie bewirken wollen." - Jane Goodall

Ernährungs-Eintragsformular	☐ Frühstück ☐ Mittagessen ☐ Abendessen	
Reaktionen nach der Mahlzeit	Gut	Schlecht
Appetit Völlegefühl / Sättigung Heißhunger	Nach der Mahlzeit... ☐ Völlegefühl, Sättigung ☐ hatte kein Heißhunger auf Süßes ☐ kein Verlangen nach weiterer Nahrung ☐ wurde nicht bald danach hungrig ☐ musste keine Zwischenmahlzeit vor der nächsten Hauptmahlzeit zu mir nehmen	Nach der Mahlzeit... ☐ habe Völlegefühl, bin aber noch hungrig ☐ fühle mich nicht gesättigt, als hätte irgendwas in der Mahlzeit gefehlt ☐ habe Verlangen nach Süßem ☐ habe bald nach dem Essen wieder Hunger ☐ muss kleine Snacks zwischen den Mahlzeiten essen
Energie	Normale Energieaufnahme durch Mahlzeit: ☐ Energie nach dem Essen wiederhergestellt ☐ habe ein gutes, normales und andauerndes Gefühl von Energie und Wohlbefinden	Réponse énergétique faible après un repas: ☐ zu viel oder zu wenig Energie ☐ werde hyperaktiv, nervös oder zitterig ☐ bin hyperaktiv, fühle mich aber unterschwellig erschöpft ☐ Energieabfall, Müdigkeit, Erschöpfung, Schläfrigkeit, Trägheit, Lethargie oder Lustlosigkeit
Geistiges Wohlbefinden	Normale Auswirkungen: ☐ gesteigertes Wohlbefinden ☐ Gefühl, wieder aufgeladen und wiederhergestellt zu sein ☐ gehobene Gefühlslage ☐ gesteigerte Klarheit und Scharfsinn ☐ Normalisierung der Denkprozesse	Schlechte Auswirkungen: ☐ geistig langsam, träge, benommen ☐ Unfähigkeit klar oder schnell zu denken ☐ hyperaktiv, schnelle Gedankensprünge ☐ Unfähigkeit sich zu Konzentrieren oder die Aufmerksamkeit zu halten ☐ zu schwache Stimmungen: Apathie, Depressionen, Traurigkeit ☐ zu übertriebene Stimmungen: ängstlich, besessen, angsterfüllt, wütend, reizbar, etc.

ERNÄHRUNGS- UND ÜBUNGSTAGEBUCH   WOCHE 11 / TAG 74

Datum : _____

Ernährungs- und Übungsziele : _____

_____

_____

_____

_____

Mahlzeit	Liste der Nahrungsmittel, die Sie verzehrten	Zusätzliche Notizen
Frühstück		
Mittagessen		
Abendessen		
Snack		

	Übungen	Dauer, Wiederholungen und zusätzliche Notizen
Übungen Dauer, Wiederholungen und zusätzliche Notizen		
Kernstabilitätsübungen		
Übungen zur Körperhaltung		

„Sie möchten herausfinden wer Sie sind? Fragen Sie nicht! Handeln Sie!
Handlungen werden zeigen, wer Sie tatsächlich sind. " - Thomas Jefferson

Ernährungs-Eintragsformular	☐ Frühstück	☐ Mittagessen	☐ Abendessen

Reaktionen nach der Mahlzeit	Gut	Schlecht
Appetit Völlegefühl / Sättigung Heißhunger	Nach der Mahlzeit... ☐ Völlegefühl, Sättigung ☐ hatte kein Heißhunger auf Süßes ☐ kein Verlangen nach weiterer Nahrung ☐ wurde nicht bald danach hungrig ☐ musste keine Zwischenmahlzeit vor der nächsten Hauptmahlzeit zu mir nehmen	Nach der Mahlzeit... ☐ habe Völlegefühl, bin aber noch hungrig ☐ fühle mich nicht gesättigt, als hätte irgendwas in der Mahlzeit gefehlt ☐ habe Verlangen nach Süßem ☐ habe bald nach dem Essen wieder Hunger ☐ muss kleine Snacks zwischen den Mahlzeiten essen
Energie	Normale Energieaufnahme durch Mahlzeit: ☐ Energie nach dem Essen wiederhergestellt ☐ habe ein gutes, normales und andauerndes Gefühl von Energie und Wohlbefinden	Réponse énergétique faible après un repas: ☐ zu viel oder zu wenig Energie ☐ werde hyperaktiv, nervös oder zitterig ☐ bin hyperaktiv, fühle mich aber unterschwellig erschöpft ☐ Energieabfall, Müdigkeit, Erschöpfung, Schläfrigkeit, Trägheit, Lethargie oder Lustlosigkeit
Geistiges Wohlbefinden	Normale Auswirkungen: ☐ gesteigertes Wohlbefinden ☐ Gefühl, wieder aufgeladen und wiederhergestellt zu sein ☐ gehobene Gefühlslage ☐ gesteigerte Klarheit und Scharfsinn ☐ Normalisierung der Denkprozesse	Schlechte Auswirkungen: ☐ geistig langsam, träge, benommen ☐ Unfähigkeit klar oder schnell zu denken ☐ hyperaktiv, schnelle Gedankensprünge ☐ Unfähigkeit sich zu Konzentrieren oder die Aufmerksamkeit zu halten ☐ zu schwache Stimmungen: Apathie, Depressionen, Traurigkeit ☐ zu übertriebene Stimmungen: ängstlich, besessen, angsterfüllt, wütend, reizbar, etc.

ERNÄHRUNGS- UND ÜBUNGSTAGEBUCH   WOCHE 11 / TAG 75

Datum : _____

Ernährungs- und Übungsziele : _____

_____

_____

_____

Mahlzeit	Liste der Nahrungsmittel, die Sie verzehrten	Zusätzliche Notizen
Frühstück		
Mittagessen		
Abendessen		
Snack		

	Übungen	Dauer, Wiederholungen und zusätzliche Notizen
Übungen Dauer, Wiederholungen und zusätzliche Notizen		
Kernstabilitätsübungen		
Übungen zur Körperhaltung		

„Ein Tag ohne Lachen, ist ein verlorener Tag." - Charlie Chaplin

Ernährungs-Eintragsformular	☐ Frühstück	☐ Mittagessen	☐ Abendessen

Reaktionen nach der Mahlzeit	Gut	Schlecht
Appetit Völlegefühl / Sättigung Heißhunger	Nach der Mahlzeit... ☐ Völlegefühl, Sättigung ☐ hatte kein Heißhunger auf Süßes ☐ kein Verlangen nach weiterer Nahrung ☐ wurde nicht bald danach hungrig ☐ musste keine Zwischenmahlzeit vor der nächsten Hauptmahlzeit zu mir nehmen	Nach der Mahlzeit... ☐ habe Völlegefühl, bin aber noch hungrig ☐ fühle mich nicht gesättigt, als hätte irgendwas in der Mahlzeit gefehlt ☐ habe Verlangen nach Süßem ☐ habe bald nach dem Essen wieder Hunger ☐ muss kleine Snacks zwischen den Mahlzeiten essen
Energie	Normale Energieaufnahme durch Mahlzeit: ☐ Energie nach dem Essen wiederhergestellt ☐ habe ein gutes, normales und andauerndes Gefühl von Energie und Wohlbefinden	Réponse énergétique faible après un repas: ☐ zu viel oder zu wenig Energie ☐ werde hyperaktiv, nervös oder zitterig ☐ bin hyperaktiv, fühle mich aber unterschwellig erschöpft ☐ Energieabfall, Müdigkeit, Erschöpfung, Schläfrigkeit, Trägheit, Lethargie oder Lustlosigkeit
Geistiges Wohlbefinden	Normale Auswirkungen: ☐ gesteigertes Wohlbefinden ☐ Gefühl, wieder aufgeladen und wiederhergestellt zu sein ☐ gehobene Gefühlslage ☐ gesteigerte Klarheit und Scharfsinn ☐ Normalisierung der Denkprozesse	Schlechte Auswirkungen: ☐ geistig langsam, träge, benommen ☐ Unfähigkeit klar oder schnell zu denken ☐ hyperaktiv, schnelle Gedankensprünge ☐ Unfähigkeit sich zu Konzentrieren oder die Aufmerksamkeit zu halten ☐ zu schwache Stimmungen: Apathie, Depressionen, Traurigkeit ☐ zu übertriebene Stimmungen: ängstlich, besessen, angsterfüllt, wütend, reizbar, etc.

ERNÄHRUNGS- UND ÜBUNGSTAGEBUCH   WOCHE 11 / TAG 76

Datum : _____

Ernährungs- und Übungsziele : _____

_____

_____

_____

Mahlzeit	Liste der Nahrungsmittel, die Sie verzehrten	Zusätzliche Notizen
Frühstück		
Mittagessen		
Abendessen		
Snack		

	Übungen	Dauer, Wiederholungen und zusätzliche Notizen
Übungen Dauer, Wiederholungen und zusätzliche Notizen		
Kernstabilitätsübungen		
Übungen zur Körperhaltung		

> „Ignorieren Sie die Menschen, die Sie traurig und ängstlich machen,
> dies führt nur zurück zu Krankheit und Tod." - Rumi

Ernährungs-Eintragsformular	☐ Frühstück	☐ Mittagessen	☐ Abendessen

Reaktionen nach der Mahlzeit	Gut	Schlecht
Appetit Völlegefühl / Sättigung Heißhunger	Nach der Mahlzeit... ☐ Völlegefühl, Sättigung ☐ hatte kein Heißhunger auf Süßes ☐ kein Verlangen nach weiterer Nahrung ☐ wurde nicht bald danach hungrig ☐ musste keine Zwischenmahlzeit vor der nächsten Hauptmahlzeit zu mir nehmen	Nach der Mahlzeit... ☐ habe Völlegefühl, bin aber noch hungrig ☐ fühle mich nicht gesättigt, als hätte irgendwas in der Mahlzeit gefehlt ☐ habe Verlangen nach Süßem ☐ habe bald nach dem Essen wieder Hunger ☐ muss kleine Snacks zwischen den Mahlzeiten essen
Energie	Normale Energieaufnahme durch Mahlzeit: ☐ Energie nach dem Essen wiederhergestellt ☐ habe ein gutes, normales und andauerndes Gefühl von Energie und Wohlbefinden	Réponse énergétique faible après un repas: ☐ zu viel oder zu wenig Energie ☐ werde hyperaktiv, nervös oder zitterig ☐ bin hyperaktiv, fühle mich aber unterschwellig erschöpft ☐ Energieabfall, Müdigkeit, Erschöpfung, Schläfrigkeit, Trägheit, Lethargie oder Lustlosigkeit
Geistiges Wohlbefinden	Normale Auswirkungen: ☐ gesteigertes Wohlbefinden ☐ Gefühl, wieder aufgeladen und wiederhergestellt zu sein ☐ gehobene Gefühlslage ☐ gesteigerte Klarheit und Scharfsinn ☐ Normalisierung der Denkprozesse	Schlechte Auswirkungen: ☐ geistig langsam, träge, benommen ☐ Unfähigkeit klar oder schnell zu denken ☐ hyperaktiv, schnelle Gedankensprünge ☐ Unfähigkeit sich zu Konzentrieren oder die Aufmerksamkeit zu halten ☐ zu schwache Stimmungen: Apathie, Depressionen, Traurigkeit ☐ zu übertriebene Stimmungen: ängstlich, besessen, angsterfüllt, wütend, reizbar, etc.

ERNÄHRUNGS- UND ÜBUNGSTAGEBUCH   WOCHE 11 / TAG 77

Datum : _____

Ernährungs- und Übungsziele : _____

_____

_____

_____

_____

Mahlzeit	Liste der Nahrungsmittel, die Sie verzehrten	Zusätzliche Notizen
Frühstück		
Mittagessen		
Abendessen		
Snack		

	Übungen	Dauer, Wiederholungen und zusätzliche Notizen
Übungen Dauer, Wiederholungen und zusätzliche Notizen		
Kernstabilitätsübungen		
Übungen zur Körperhaltung		

> „Gehen Sie Risikos ein, denn das schlimmste im Leben ist es nichts zu riskieren."
> - Leo Buscaglia

Ernährungs-Eintragsformular	☐ Frühstück	☐ Mittagessen ☐ Abendessen
Reaktionen nach der Mahlzeit	Gut	Schlecht
Appetit Völlegefühl / Sättigung Heißhunger	Nach der Mahlzeit... ☐ Völlegefühl, Sättigung ☐ hatte kein Heißhunger auf Süßes ☐ kein Verlangen nach weiterer Nahrung ☐ wurde nicht bald danach hungrig ☐ musste keine Zwischenmahlzeit vor der nächsten Hauptmahlzeit zu mir nehmen	Nach der Mahlzeit... ☐ habe Völlegefühl, bin aber noch hungrig ☐ fühle mich nicht gesättigt, als hätte irgendwas in der Mahlzeit gefehlt ☐ habe Verlangen nach Süßem ☐ habe bald nach dem Essen wieder Hunger ☐ muss kleine Snacks zwischen den Mahlzeiten essen
Energie	Normale Energieaufnahme durch Mahlzeit: ☐ Energie nach dem Essen wiederhergestellt ☐ habe ein gutes, normales und andauerndes Gefühl von Energie und Wohlbefinden	Réponse énergétique faible après un repas: ☐ zu viel oder zu wenig Energie ☐ werde hyperaktiv, nervös oder zitterig ☐ bin hyperaktiv, fühle mich aber unterschwellig erschöpft ☐ Energieabfall, Müdigkeit, Erschöpfung, Schläfrigkeit, Trägheit, Lethargie oder Lustlosigkeit
Geistiges Wohlbefinden	Normale Auswirkungen: ☐ gesteigertes Wohlbefinden ☐ Gefühl, wieder aufgeladen und wiederhergestellt zu sein ☐ gehobene Gefühlslage ☐ gesteigerte Klarheit und Scharfsinn ☐ Normalisierung der Denkprozesse	Schlechte Auswirkungen: ☐ geistig langsam, träge, benommen ☐ Unfähigkeit klar oder schnell zu denken ☐ hyperaktiv, schnelle Gedankensprünge ☐ Unfähigkeit sich zu Konzentrieren oder die Aufmerksamkeit zu halten ☐ zu schwache Stimmungen: Apathie, Depressionen, Traurigkeit ☐ zu übertriebene Stimmungen: ängstlich, besessen, angsterfüllt, wütend, reizbar, etc.

Zwölfte Woche: Bewertung der Skoliose-Symptome

Symbol	Taubheit	Kribbeln	Spannung	Schmerzen
	OOOOO	●●●●●	XXXXX	VVVVV

Rechts

Rechts

Vorne

Links

Links

Hinten

Rechts

Links

Zwölfte Woche: Markierung der Triggerpunkte

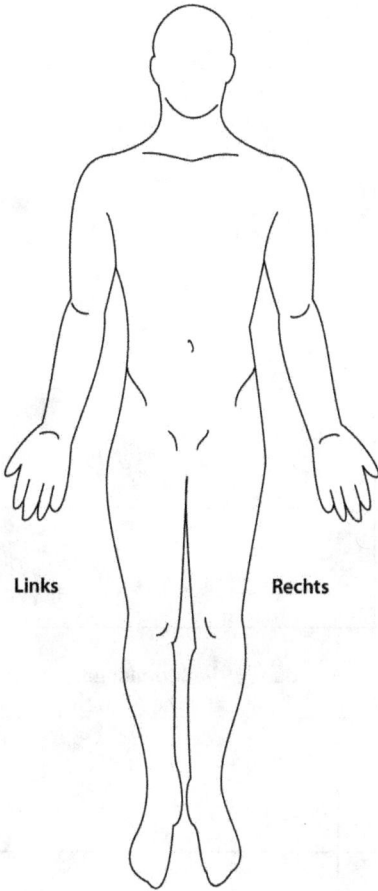

Links   Rechts

Vorderseite

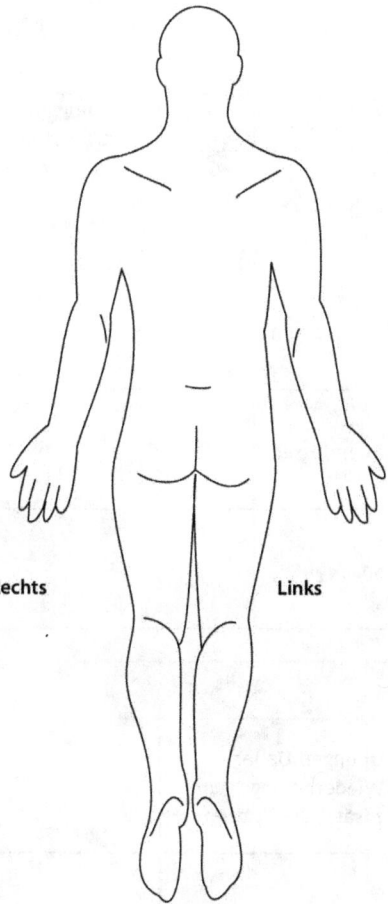

Rechts   Links

Rückseite

ERNÄHRUNGS- UND ÜBUNGSTAGEBUCH   WOCHE 12 / TAG 78

Datum : _____

Ernährungs- und Übungsziele : _____

_____

_____

_____

Mahlzeit	Liste der Nahrungsmittel, die Sie verzehrten	Zusätzliche Notizen
Frühstück		
Mittagessen		
Abendessen		
Snack		

	Übungen	Dauer, Wiederholungen und zusätzliche Notizen
Übungen Dauer, Wiederholungen und zusätzliche Notizen		
Kernstabilitätsübungen		
Übungen zur Körperhaltung		

„Es ist keine Schande das Rennen zu verlieren. Es ist jedoch eine Schande
am Rennen nicht teilzunehmen aus Angst zu verlieren." - Garth Stein

Ernährungs-Eintragsformular	☐ Frühstück	☐ Mittagessen	☐ Abendessen

Reaktionen nach der Mahlzeit	Gut	Schlecht
Appetit Völlegefühl / Sättigung Heißhunger	Nach der Mahlzeit... ☐ Völlegefühl, Sättigung ☐ hatte kein Heißhunger auf Süßes ☐ kein Verlangen nach weiterer Nahrung ☐ wurde nicht bald danach hungrig ☐ musste keine Zwischenmahlzeit vor der nächsten Hauptmahlzeit zu mir nehmen	Nach der Mahlzeit... ☐ habe Völlegefühl, bin aber noch hungrig ☐ fühle mich nicht gesättigt, als hätte irgendwas in der Mahlzeit gefehlt ☐ habe Verlangen nach Süßem ☐ habe bald nach dem Essen wieder Hunger ☐ muss kleine Snacks zwischen den Mahlzeiten essen
Energie	Normale Energieaufnahme durch Mahlzeit: ☐ Energie nach dem Essen wiederhergestellt ☐ habe ein gutes, normales und andauerndes Gefühl von Energie und Wohlbefinden	Réponse énergétique faible après un repas: ☐ zu viel oder zu wenig Energie ☐ werde hyperaktiv, nervös oder zitterig ☐ bin hyperaktiv, fühle mich aber unterschwellig erschöpft ☐ Energieabfall, Müdigkeit, Erschöpfung, Schläfrigkeit, Trägheit, Lethargie oder Lustlosigkeit
Geistiges Wohlbefinden	Normale Auswirkungen: ☐ gesteigertes Wohlbefinden ☐ Gefühl, wieder aufgeladen und wiederhergestellt zu sein ☐ gehobene Gefühlslage ☐ gesteigerte Klarheit und Scharfsinn ☐ Normalisierung der Denkprozesse	Schlechte Auswirkungen: ☐ geistig langsam, träge, benommen ☐ Unfähigkeit klar oder schnell zu denken ☐ hyperaktiv, schnelle Gedankensprünge ☐ Unfähigkeit sich zu Konzentrieren oder die Aufmerksamkeit zu halten ☐ zu schwache Stimmungen: Apathie, Depressionen, Traurigkeit ☐ zu übertriebene Stimmungen: ängstlich, besessen, angsterfüllt, wütend, reizbar, etc.

Datum : _____

Ernährungs- und Übungsziele : _____

_____

_____

_____

_____

Mahlzeit	Liste der Nahrungsmittel, die Sie verzehrten	Zusätzliche Notizen
Frühstück		
Mittagessen		
Abendessen		
Snack		

	Übungen	Dauer, Wiederholungen und zusätzliche Notizen
Übungen Dauer, Wiederholungen und zusätzliche Notizen		
Kernstabilitätsübungen		
Übungen zur Körperhaltung		

„Die einzige Person, die mich stoppen kann bin ich selbst
und ich werden Dies nicht mehr zulassen." - C. Joybell C.

Ernährungs-Eintragsformular ☐ Frühstück ☐ Mittagessen ☐ Abendessen		
Reaktionen nach der Mahlzeit	Gut	Schlecht
Appetit Völlegefühl / Sättigung Heißhunger	Nach der Mahlzeit... ☐ Völlegefühl, Sättigung ☐ hatte kein Heißhunger auf Süßes ☐ kein Verlangen nach weiterer Nahrung ☐ wurde nicht bald danach hungrig ☐ musste keine Zwischenmahlzeit vor der nächsten Hauptmahlzeit zu mir nehmen	Nach der Mahlzeit... ☐ habe Völlegefühl, bin aber noch hungrig ☐ fühle mich nicht gesättigt, als hätte irgendwas in der Mahlzeit gefehlt ☐ habe Verlangen nach Süßem ☐ habe bald nach dem Essen wieder Hunger ☐ muss kleine Snacks zwischen den Mahlzeiten essen
Energie	Normale Energieaufnahme durch Mahlzeit: ☐ Energie nach dem Essen wiederhergestellt ☐ habe ein gutes, normales und andauerndes Gefühl von Energie und Wohlbefinden	Réponse énergétique faible après un repas: ☐ zu viel oder zu wenig Energie ☐ werde hyperaktiv, nervös oder zitterig ☐ bin hyperaktiv, fühle mich aber unterschwellig erschöpft ☐ Energieabfall, Müdigkeit, Erschöpfung, Schläfrigkeit, Trägheit, Lethargie oder Lustlosigkeit
Geistiges Wohlbefinden	Normale Auswirkungen: ☐ gesteigertes Wohlbefinden ☐ Gefühl, wieder aufgeladen und wiederhergestellt zu sein ☐ gehobene Gefühlslage ☐ gesteigerte Klarheit und Scharfsinn ☐ Normalisierung der Denkprozesse	Schlechte Auswirkungen: ☐ geistig langsam, träge, benommen ☐ Unfähigkeit klar oder schnell zu denken ☐ hyperaktiv, schnelle Gedankensprünge ☐ Unfähigkeit sich zu Konzentrieren oder die Aufmerksamkeit zu halten ☐ zu schwache Stimmungen: Apathie, Depressionen, Traurigkeit ☐ zu übertriebene Stimmungen: ängstlich, besessen, angsterfüllt, wütend, reizbar, etc.

ERNÄHRUNGS- UND ÜBUNGSTAGEBUCH WOCHE 12 / TAG 80

Datum : _____

Ernährungs- und Übungsziele : _____

_____

_____

_____

_____

Mahlzeit	Liste der Nahrungsmittel, die Sie verzehrten	Zusätzliche Notizen
Frühstück		
Mittagessen		
Abendessen		
Snack		

	Übungen	Dauer, Wiederholungen und zusätzliche Notizen
Übungen Dauer, Wiederholungen und zusätzliche Notizen		
Kernstabilitätsübungen		
Übungen zur Körperhaltung		

„Egal wie schlecht Ihr Leben sein mag, lernen Sie es kennen und leben Sie es." - Henry David Thoreau

Ernährungs-Eintragsformular	☐ Frühstück ☐ Mittagessen ☐ Abendessen	
Reaktionen nach der Mahlzeit	Gut	Schlecht
Appetit Völlegefühl / Sättigung Heißhunger	Nach der Mahlzeit... ☐ Völlegefühl, Sättigung ☐ hatte kein Heißhunger auf Süßes ☐ kein Verlangen nach weiterer Nahrung ☐ wurde nicht bald danach hungrig ☐ musste keine Zwischenmahlzeit vor der nächsten Hauptmahlzeit zu mir nehmen	Nach der Mahlzeit... ☐ habe Völlegefühl, bin aber noch hungrig ☐ fühle mich nicht gesättigt, als hätte irgendwas in der Mahlzeit gefehlt ☐ habe Verlangen nach Süßem ☐ habe bald nach dem Essen wieder Hunger ☐ muss kleine Snacks zwischen den Mahlzeiten essen
Energie	Normale Energieaufnahme durch Mahlzeit: ☐ Energie nach dem Essen wiederhergestellt ☐ habe ein gutes, normales und andauerndes Gefühl von Energie und Wohlbefinden	Réponse énergétique faible après un repas: ☐ zu viel oder zu wenig Energie ☐ werde hyperaktiv, nervös oder zitterig ☐ bin hyperaktiv, fühle mich aber unterschwellig erschöpft ☐ Energieabfall, Müdigkeit, Erschöpfung, Schläfrigkeit, Trägheit, Lethargie oder Lustlosigkeit
Geistiges Wohlbefinden	Normale Auswirkungen: ☐ gesteigertes Wohlbefinden ☐ Gefühl, wieder aufgeladen und wiederhergestellt zu sein ☐ gehobene Gefühlslage ☐ gesteigerte Klarheit und Scharfsinn ☐ Normalisierung der Denkprozesse	Schlechte Auswirkungen: ☐ geistig langsam, träge, benommen ☐ Unfähigkeit klar oder schnell zu denken ☐ hyperaktiv, schnelle Gedankensprünge ☐ Unfähigkeit sich zu Konzentrieren oder die Aufmerksamkeit zu halten ☐ zu schwache Stimmungen: Apathie, Depressionen, Traurigkeit ☐ zu übertriebene Stimmungen: ängstlich, besessen, angsterfüllt, wütend, reizbar, etc.

ERNÄHRUNGS- UND ÜBUNGSTAGEBUCH WOCHE 12 / TAG 81

Datum : _____

Ernährungs- und Übungsziele : _____

_____

_____

_____

Mahlzeit	Liste der Nahrungsmittel, die Sie verzehrten	Zusätzliche Notizen
Frühstück		
Mittagessen		
Abendessen		
Snack		

	Übungen	Dauer, Wiederholungen und zusätzliche Notizen
Übungen Dauer, Wiederholungen und zusätzliche Notizen		
Kernstabilitätsübungen		
Übungen zur Körperhaltung		

„Erfolg ist nicht endgültig, Versagen ist nicht fatal, es ist der Mut weiterzumachen, der zählt."
- Winston S. Churchill

Ernährungs-Eintragsformular	☐ Frühstück ☐ Mittagessen ☐ Abendessen	
Reaktionen nach der Mahlzeit	Gut	Schlecht
Appetit Völlegefühl / Sättigung Heißhunger	Nach der Mahlzeit... ☐ Völlegefühl, Sättigung ☐ hatte kein Heißhunger auf Süßes ☐ kein Verlangen nach weiterer Nahrung ☐ wurde nicht bald danach hungrig ☐ musste keine Zwischenmahlzeit vor der nächsten Hauptmahlzeit zu mir nehmen	Nach der Mahlzeit... ☐ habe Völlegefühl, bin aber noch hungrig ☐ fühle mich nicht gesättigt, als hätte irgendwas in der Mahlzeit gefehlt ☐ habe Verlangen nach Süßem ☐ habe bald nach dem Essen wieder Hunger ☐ muss kleine Snacks zwischen den Mahlzeiten essen
Energie	Normale Energieaufnahme durch Mahlzeit: ☐ Energie nach dem Essen wiederhergestellt ☐ habe ein gutes, normales und andauerndes Gefühl von Energie und Wohlbefinden	Réponse énergétique faible après un repas: ☐ zu viel oder zu wenig Energie ☐ werde hyperaktiv, nervös oder zitterig ☐ bin hyperaktiv, fühle mich aber unterschwellig erschöpft ☐ Energieabfall, Müdigkeit, Erschöpfung, Schläfrigkeit, Trägheit, Lethargie oder Lustlosigkeit
Geistiges Wohlbefinden	Normale Auswirkungen: ☐ gesteigertes Wohlbefinden ☐ Gefühl, wieder aufgeladen und wiederhergestellt zu sein ☐ gehobene Gefühlslage ☐ gesteigerte Klarheit und Scharfsinn ☐ Normalisierung der Denkprozesse	Schlechte Auswirkungen: ☐ geistig langsam, träge, benommen ☐ Unfähigkeit klar oder schnell zu denken ☐ hyperaktiv, schnelle Gedankensprünge ☐ Unfähigkeit sich zu Konzentrieren oder die Aufmerksamkeit zu halten ☐ zu schwache Stimmungen: Apathie, Depressionen, Traurigkeit ☐ zu übertriebene Stimmungen: ängstlich, besessen, angsterfüllt, wütend, reizbar, etc.

ERNÄHRUNGS- UND ÜBUNGSTAGEBUCH   WOCHE 12 / TAG 82

Datum : _____

Ernährungs- und Übungsziele : _____

_____

_____

_____

_____

Mahlzeit	Liste der Nahrungsmittel, die Sie verzehrten	Zusätzliche Notizen
Frühstück		
Mittagessen		
Abendessen		
Snack		

	Übungen	Dauer, Wiederholungen und zusätzliche Notizen
Übungen Dauer, Wiederholungen und zusätzliche Notizen		
Kernstabilitätsübungen		
Übungen zur Körperhaltung		

„Am Ende des Tages sollte es keine Entschuldigungen, keine Erklärungen und keine Bedauern geben ."
- Steve Maraboli

Ernährungs-Eintragsformular	☐ Frühstück	☐ Mittagessen	☐ Abendessen
Reaktionen nach der Mahlzeit	**Gut**		**Schlecht**
Appetit Völlegefühl / Sättigung Heißhunger	Nach der Mahlzeit... ☐ Völlegefühl, Sättigung ☐ hatte kein Heißhunger auf Süßes ☐ kein Verlangen nach weiterer Nahrung ☐ wurde nicht bald danach hungrig ☐ musste keine Zwischenmahlzeit vor der nächsten Hauptmahlzeit zu mir nehmen		Nach der Mahlzeit... ☐ habe Völlegefühl, bin aber noch hungrig ☐ fühle mich nicht gesättigt, als hätte irgendwas in der Mahlzeit gefehlt ☐ habe Verlangen nach Süßem ☐ habe bald nach dem Essen wieder Hunger ☐ muss kleine Snacks zwischen den Mahlzeiten essen
Energie	Normale Energieaufnahme durch Mahlzeit: ☐ Energie nach dem Essen wiederhergestellt ☐ habe ein gutes, normales und andauerndes Gefühl von Energie und Wohlbefinden		Réponse énergétique faible après un repas: ☐ zu viel oder zu wenig Energie ☐ werde hyperaktiv, nervös oder zitterig ☐ bin hyperaktiv, fühle mich aber unterschwellig erschöpft ☐ Energieabfall, Müdigkeit, Erschöpfung, Schläfrigkeit, Trägheit, Lethargie oder Lustlosigkeit
Geistiges Wohlbefinden	Normale Auswirkungen: ☐ gesteigertes Wohlbefinden ☐ Gefühl, wieder aufgeladen und wiederhergestellt zu sein ☐ gehobene Gefühlslage ☐ gesteigerte Klarheit und Scharfsinn ☐ Normalisierung der Denkprozesse		Schlechte Auswirkungen: ☐ geistig langsam, träge, benommen ☐ Unfähigkeit klar oder schnell zu denken ☐ hyperaktiv, schnelle Gedankensprünge ☐ Unfähigkeit sich zu Konzentrieren oder die Aufmerksamkeit zu halten ☐ zu schwache Stimmungen: Apathie, Depressionen, Traurigkeit ☐ zu übertriebene Stimmungen: ängstlich, besessen, angsterfüllt, wütend, reizbar, etc.

ERNÄHRUNGS- UND ÜBUNGSTAGEBUCH   WOCHE 12 / TAG 83

Datum : _____

Ernährungs- und Übungsziele : _____

_____

_____

_____

_____

Mahlzeit	Liste der Nahrungsmittel, die Sie verzehrten	Zusätzliche Notizen
Frühstück		
Mittagessen		
Abendessen		
Snack		

	Übungen	Dauer, Wiederholungen und zusätzliche Notizen
Übungen Dauer, Wiederholungen und zusätzliche Notizen		
Kernstabilitätsübungen		
Übungen zur Körperhaltung		

„Wenn Sie morgens aufwachen, denken Sie daran wie schön es ist am Leben zu sein – zu atmen, zu denken, zu genießen – dann machen Sie das Beste aus dem Tag." - Steve Maraboli

Ernährungs-Eintragsformular	☐ Frühstück	☐ Mittagessen	☐ Abendessen

Reaktionen nach der Mahlzeit	Gut	Schlecht
Appetit Völlegefühl / Sättigung Heißhunger	Nach der Mahlzeit... ☐ Völlegefühl, Sättigung ☐ hatte kein Heißhunger auf Süßes ☐ kein Verlangen nach weiterer Nahrung ☐ wurde nicht bald danach hungrig ☐ musste keine Zwischenmahlzeit vor der nächsten Hauptmahlzeit zu mir nehmen	Nach der Mahlzeit... ☐ habe Völlegefühl, bin aber noch hungrig ☐ fühle mich nicht gesättigt, als hätte irgendwas in der Mahlzeit gefehlt ☐ habe Verlangen nach Süßem ☐ habe bald nach dem Essen wieder Hunger ☐ muss kleine Snacks zwischen den Mahlzeiten essen
Energie	Normale Energieaufnahme durch Mahlzeit: ☐ Energie nach dem Essen wiederhergestellt ☐ habe ein gutes, normales und andauerndes Gefühl von Energie und Wohlbefinden	Réponse énergétique faible après un repas: ☐ zu viel oder zu wenig Energie ☐ werde hyperaktiv, nervös oder zitterig ☐ bin hyperaktiv, fühle mich aber unterschwellig erschöpft ☐ Energieabfall, Müdigkeit, Erschöpfung, Schläfrigkeit, Trägheit, Lethargie oder Lustlosigkeit
Geistiges Wohlbefinden	Normale Auswirkungen: ☐ gesteigertes Wohlbefinden ☐ Gefühl, wieder aufgeladen und wiederhergestellt zu sein ☐ gehobene Gefühlslage ☐ gesteigerte Klarheit und Scharfsinn ☐ Normalisierung der Denkprozesse	Schlechte Auswirkungen: ☐ geistig langsam, träge, benommen ☐ Unfähigkeit klar oder schnell zu denken ☐ hyperaktiv, schnelle Gedankensprünge ☐ Unfähigkeit sich zu Konzentrieren oder die Aufmerksamkeit zu halten ☐ zu schwache Stimmungen: Apathie, Depressionen, Traurigkeit ☐ zu übertriebene Stimmungen: ängstlich, besessen, angsterfüllt, wütend, reizbar, etc.

ERNÄHRUNGS- UND ÜBUNGSTAGEBUCH   WOCHE 12 / TAG 84

Datum : _____

Ernährungs- und Übungsziele : _____

_____

_____

_____

_____

Mahlzeit	Liste der Nahrungsmittel, die Sie verzehrten	Zusätzliche Notizen
Frühstück		
Mittagessen		
Abendessen		
Snack		

	Übungen	Dauer, Wiederholungen und zusätzliche Notizen
Übungen Dauer, Wiederholungen und zusätzliche Notizen		
Kernstabilitätsübungen		
Übungen zur Körperhaltung		

„Wenn wir müde sind werden wir von Idee angegriffen, die wir schon lange erobert haben."
- Friedrich Nietzsche

Ernährungs-Eintragsformular	☐ Frühstück	☐ Mittagessen	☐ Abendessen

Reaktionen nach der Mahlzeit	Gut	Schlecht
Appetit Völlegefühl / Sättigung Heißhunger	Nach der Mahlzeit... ☐ Völlegefühl, Sättigung ☐ hatte kein Heißhunger auf Süßes ☐ kein Verlangen nach weiterer Nahrung ☐ wurde nicht bald danach hungrig ☐ musste keine Zwischenmahlzeit vor der nächsten Hauptmahlzeit zu mir nehmen	Nach der Mahlzeit... ☐ habe Völlegefühl, bin aber noch hungrig ☐ fühle mich nicht gesättigt, als hätte irgendwas in der Mahlzeit gefehlt ☐ habe Verlangen nach Süßem ☐ habe bald nach dem Essen wieder Hunger ☐ muss kleine Snacks zwischen den Mahlzeiten essen
Energie	Normale Energieaufnahme durch Mahlzeit: ☐ Energie nach dem Essen wiederhergestellt ☐ habe ein gutes, normales und andauerndes Gefühl von Energie und Wohlbefinden	Réponse énergétique faible après un repas: ☐ zu viel oder zu wenig Energie ☐ werde hyperaktiv, nervös oder zitterig ☐ bin hyperaktiv, fühle mich aber unterschwellig erschöpft ☐ Energieabfall, Müdigkeit, Erschöpfung, Schläfrigkeit, Trägheit, Lethargie oder Lustlosigkeit
Geistiges Wohlbefinden	Normale Auswirkungen: ☐ gesteigertes Wohlbefinden ☐ Gefühl, wieder aufgeladen und wiederhergestellt zu sein ☐ gehobene Gefühlslage ☐ gesteigerte Klarheit und Scharfsinn ☐ Normalisierung der Denkprozesse	Schlechte Auswirkungen: ☐ geistig langsam, träge, benommen ☐ Unfähigkeit klar oder schnell zu denken ☐ hyperaktiv, schnelle Gedankensprünge ☐ Unfähigkeit sich zu Konzentrieren oder die Aufmerksamkeit zu halten ☐ zu schwache Stimmungen: Apathie, Depressionen, Traurigkeit ☐ zu übertriebene Stimmungen: ängstlich, besessen, angsterfüllt, wütend, reizbar, etc.

Nachwort

Sie kommen langsam zum Ende der Reise durch dieses Buch und stehen nun vor vielen Herausforderungen und Entscheidungen in der nahen Zukunft. Werden Sie sich an das Programm halten? Werden Sie Übungen weiterhin durchführen? Werden Sie sich Ihrem Metabolic Type® entsprechend ernähren? Nur Sie können Antworten auf diese Fragen geben und entscheiden welchen Weg Sie von nun an gehen werden.

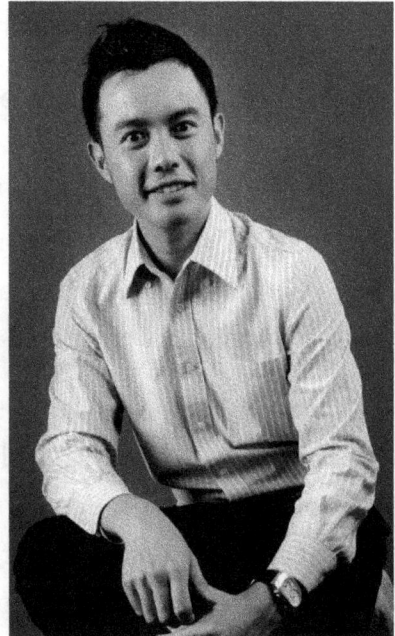

Dieses Buch hat Ihnen das Werkzeug und Wissen gegeben, das Sie benötigen um weise Entscheidungen Ihre Gesundheit und Ihre Fitness betreffend zu machen. Ich hoffe ich habe Ihnen gezeigt, dass die Diagnose von Skoliose nicht unbedingt die Todesstrafe für ein aktives und glückliches Leben sein muss, dass es auch etwas gibt, dass Sie tun können und dass Sie die Kontrolle übernehmen können über Ihren Heilungsprozess.

Keine Krankheit bedeutet die Lebensstrafe – Ihr Körper mag zwar für einige Probleme und Komplikationen vorbestimmt sein, doch Sie besitzen selbst dann noch die Kraft Ihren Kurs zu ändern und auf den Pfad des gesünderen und besseren Lebensstils zu gelangen.

Sie haben gesehen wie einfach es ist die richtige Diät und Trainingsroutine zu finden, die Ihre Schmerzen lindern und Ihnen dabei helfen kann mehr Energie zu haben und ein aktiveres Leben zu leben. Es kann uns sogar helfen die durch Skoliose entstandenen Beschädigungen rückgängig zu machen. Die Kraft unsere Gene zu verändern liegt in uns. Gene machen uns zu dem wer wir sind, doch Sie bestimmen nicht was wir sind und was wir werden können. Sie leiden vielleicht unter Skoliose, doch dies macht Sie nicht zu einer Krankheit.

Indem man mit einer der einfachsten Tätigkeiten des Menschen anfängt – dem Essen – und langsam an einem speziell gefertigten und erstellten Übungsprogramm arbeiten, ist es möglich die durch Skoliose entstandenen Beschädigungen rückgängig zu machen. Es wird nicht über Nacht geschehen, doch das Resultat wird sich lohnen – Sie werden besser, glücklicher und gesünder sein!

Ich hoffe Sie hatten Spaß am Buch und dem zugehörigen Handbuch, das Ihnen das Werkzeug und die Inspiration gegeben hat, um die Kontrolle über Ihre Leben zurück zu gewinnen. Selbst wenn Sie das Buch gemeistert haben, werden Sie auch weiterhin neue Dinge dazulernen da man immer zu neuen Erkenntnissen und Entdeckungen kommt. Fall Sie an Programme, Ideen, Erkenntnisse oder medizinische Entdeckungen stoßen, kontaktieren Sie mich. Ich würde mich freuen von Ihnen zu hören und unsere Geschichte zu teilen.

scoliosis.feedback@gmail.com

Wenn Sie mehr über die anderen „Gesundheit in Ihren Händen"
-Produkte erfahren möchten, Skoliose-Bücher, DVDs und Apps,
besuchen Sie:

www.HIYH.info

Ich würde mich über Ihre Vorschläge freuen und würde gerne versuchen
dies in die nächste Ausgabe des Buches miteinzubeziehen.

Wissen ist Macht. Nutzen Sie es weise und promovieren Sie Gesundheit.

Dr Kevin Lau

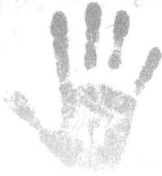

DIE GESUNDHEIT IN IHREN HÄNDEN

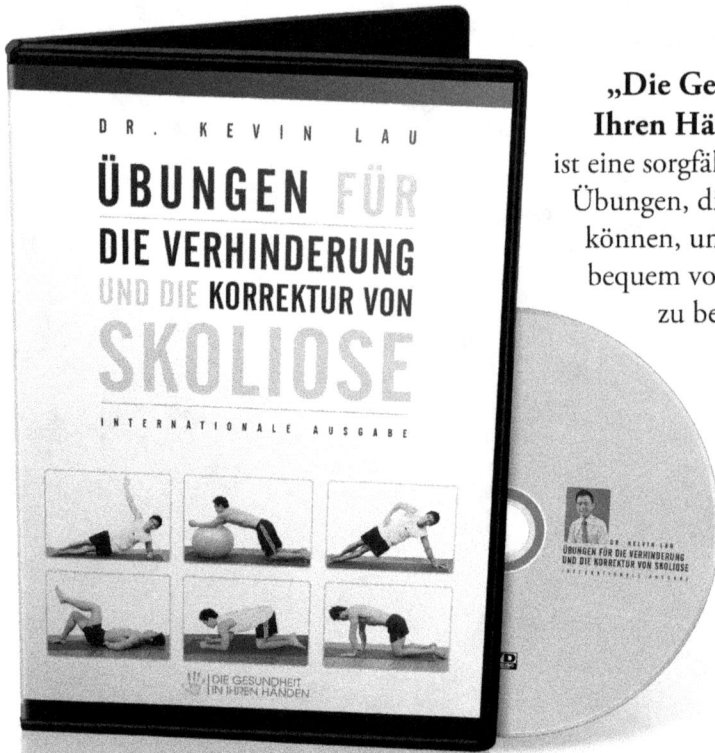

„Die Gesundheit in Ihren Händen"-DVD ist eine sorgfältige Auswahl von Übungen, die Sie anwenden können, um Ihre Skoliose bequem von Zuhause aus zu behandeln.

Für jeden der an Skoliose leidet liegt der Vorteil des Kaufes der DVD an:

- ▶ Eine kurze 60 Minuten Verlängerung von Dr. Lau's gleichnamigen Buch „Die Gesundheit in Ihren Händen - Ihr Plan für eine natürliche Behandlung und Vorbeugung von Skoliose."

- ▶ Das „Body-balancing" Kapitel erläutert bis auf's Detail die korrekten Dehntechniken für Skoliosekranke um sich von der Steifheit zu lösen.

- ▶ Die „Body-Alignment" Übungen, werden die Ausrichtung Ihrer Wirbelsäule verbessern. Alle auf der DVD vorhandenen Übungen, sind vor und nach einer Skoliose-Chirurgie angebracht.

- ▶ Das Kapitel, welches über den Wiederaufbau des Kernes spricht, konzentriert sich auf die Stärkung der Muskeln, die Ihrer Wirbelsäule halt verschaffen.

- ▶ Selbst bei Schmerzen sind diese Übungen sicher.

- ▶ Alle auf der „Die Gesundheit in Ihren Händen"-DVD vorhandenen Übungen, können leicht, von Zuhause aus durchgeführt werden, ohne spezielle Vorrichtung.

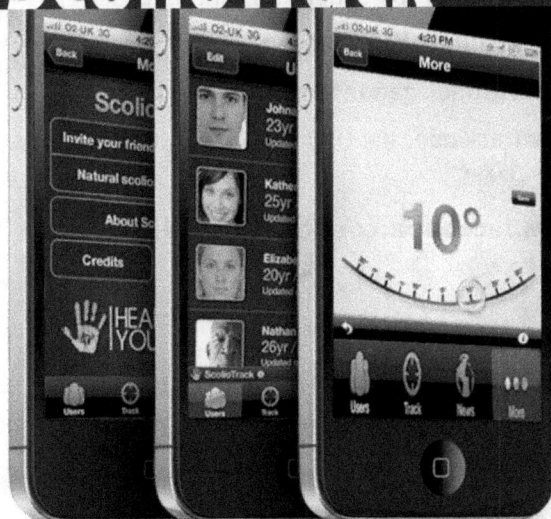

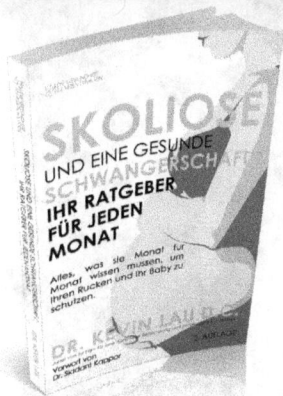

Folgen Sie uns

Bleiben Sie ständig über die neusten Gesundheitstipps, Neuigkeiten und Aktualisierungen von Dr. Lau über die folgenden Social-Media-Seiten informiert. Melden Sie sich auf der Health-In-Your-Hands-Seite auf Facebook an, um Dr. Lau Fragen über das Buch, grundlegende Fragen über Skoliose und über die iPhone-App namens ScolioTrack oder die Übungs-DVD zu stellen:

facebook. www.facebook.com/Skoliose.DE

You Tube www.youtube.com/DrKevinLau

Blogger www.DrKevinLau.blogspot.com

twitter www.twitter.com/DrKevinLau

Linked in www.linkedin.com/in/DrKevinLau/de

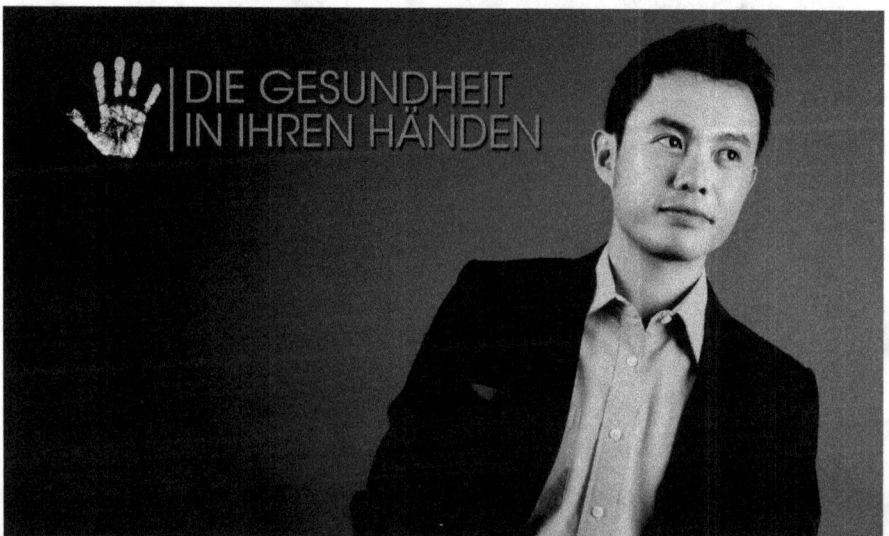

DIE GESUNDHEIT IN IHREN HÄNDEN